C. A. PRESS

LA SALUD

Elmer Huerta, MD, MPH, nació en Perú y se graduó de médico cirujano en la Universidad Mayor de San Marcos de Lima en 1981. Posteriormente se especializó en Medicina Interna y Oncología Médica en el Instituto Nacional de Enfermedades Neoplásicas (INEN) de Lima. Tras observar el pobre nivel de información en cuestiones de salud del público en general, el Dr. Huerta empezó a producir y conducir programas educativos de salud en la radio y televisión en Perú en 1986.

Al año siguiente emigró a los Estados Unidos para especializarse en la nueva disciplina de prevención y detección del cáncer. Allí obtuvo su Maestría en Salud Pública en la Escuela de Salud Pública de la Universidad Johns Hopkins y su especialidad en prevención y control del cáncer en el Instituto Nacional del Cáncer. En 1994 el Dr. Huerta fundó el Preventorio del Cáncer, el cual dirige, en el Instituto de Cáncer del Washington Hospital Center. También fue nombrado por Bill Clinton como miembro del Consejo Nacional del Cáncer en 1998 y, en 2007, fue elegido Presidente de la Sociedad Americana del Cáncer, siendo el primer presidente latino en los noventa y nueve años de historia de esa prestigiosa organización. En 2008, Dr. Huerta fue elegido por la revista *Hispanic Business* como uno de los 100 hispanos más influyentes de los Estados Unidos.

En la actualidad es Profesor Asistente de la Universidad de Georgetown, Investigador Principal del Programa de Redes Comunitarias, financiado por el Instituto Nacional del Cáncer, y conduce y participa en varios programas radiales y de televisión. Con más de treinta años de experiencia asistencial y educativa, el Dr. Huerta es considerado una de las fuentes de información médica en español más confiables en los Estados Unidos y América Latina.

LA SALUD

¡HECHO FÁCIL!

Consejos vitales para llegar a viejo
¡lo más joven posible!

ELMER HUERTA, MD, MPH

PRESS

C. A. PRESS
Penguin Group (USA)

C. A. PRESS

Published by the Penguin Group
Penguin Group (USA) Inc., 375 Hudson Street, New York, New York 10014, USA
Penguin Group (Canada), 90 Eglinton Avenue East, Suite 700, Toronto, Ontario M4P 2Y3, Canada
(a division of Pearson Penguin Canada Inc.)
Penguin Books Ltd, 80 Strand, London WC2R 0RL, England
Penguin Ireland, 25 St Stephen's Green, Dublin 2, Ireland (a division of Penguin Books Ltd)
Penguin Group (Australia), 707 Collins Street, Melbourne, Victoria 3008, Australia
(a division of Pearson Australia Group Pty Ltd)
Penguin Books India Pvt Ltd, 11 Community Centre, Panchsheel Park, New Delhi – 110 017, India
Penguin Group (NZ), 67 Apollo Drive, Rosedale, Auckland 0632, New Zealand
(a division of Pearson New Zealand Ltd)
Penguin Books (South Africa), Rosebank Office Park, 181 Jan Smuts Avenue,
Parktown North 2193, South Africa
Penguin China, B7 Jiaming Center, 27 East Third Ring Road North,
Chaoyang District, Beijing 100020, China

Penguin Books Ltd, Registered Offices:
80 Strand, London WC2R 0RL, England

First published by C. A. Press, a member of Penguin Group (USA) Inc. 2012

10   9   8   7   6   5   4

Copyright © Elmer Huerta, 2012
All rights reserved

ISBN 978-0-9831390-2-7

Printed in the United States of America

ALWAYS LEARNING   PEARSON

A Margarita, mi madre,
por inculcarme el amor al prójimo.

A mis hijos Ricardo y Patricia,
por ser la continuación de mi existencia…

Contenido

Introducción   *ix*

1. Un gramo de prevención vale mucho   *1*
   más que una tonelada de curación

2. Comer rico no significa comer mucho   *6*

3. A mover el esqueleto   *24*

4. Fumando espero   *35*

5. Justo a tiempo: la importancia de la detección   *51*
   precoz de las enfermedades

6. Dulces sueños: por qué es importante dormir bien   *74*

7. ¡Ay, el estrés me mata!   *94*

8. No solo de pan vive el hombre: *109*
   la salud mental y espiritual

9. Los riesgos desconocidos que   *125*
   nos brinda la vida moderna

10. La medicina personalizada: medicina del futuro   *152*

Epílogo   *159*

Tabla VidaGol®   *162*

Introducción

Tres cosas hay en la vida: salud, dinero y amor. [...]
El que tenga un amor, que lo cuide, que lo cuide.
La salud y la platita, que no la tire, que no la tire.
—Vals de Rodolfo Sciammarella

En la actualidad, el ser humano vive casi el doble que hace solo cien años.

A principios del siglo XX, la expectativa de vida en América Latina era de aproximadamente cuarenta y cuatro años para la mujer y cuarenta y un años para el hombre. En Estados Unidos, esos números eran de cuarenta y tres para el hombre y cuarenta y ocho para la mujer. Interesantemente, esa expectativa de vida era solo ligeramente superior a la que se tenía siglos atrás. Durante el Imperio Romano, por ejemplo, el promedio de vida del ser humano era de solo veintiocho años y durante la edad media la gente vivía en promedio solo hasta los treinta y tres años.

En la actualidad, el varón en América Latina vive un promedio de setenta y cuatro años y la mujer llega a los setenta y siete años. En Estados Unidos, el varón vive un promedio de setenta y seis años y la mujer ochenta y un años, mientras que en Japón, el país con más longevos en el mundo, el varón vive un promedio de setenta y ocho años y la mujer ochenta y cinco años.

La pregunta de rigor es entonces: ¿qué ha sucedido en los últimos cien años que ha hecho posible que el ser humano prácticamente duplique el numero de años que vive?

La respuesta nos la dan los grandes adelantos en la salud pública, tales como el desarrollo de vacunas y antibióticos, la refrigeración de alimentos, los cuidados a la madre gestante y los niños, etc.

El gran problema es que si en los tiempos antiguos la gente moría de accidentes e infecciones, en la actualidad la gente muere de las elegantemente llamadas enfermedades crónicas no trasmisibles (ECNT). Yo prefiero llamarlas las enfermedades de la vida moderna o enfermedades de la modernidad. Estas enfermedades modernas constituyen en la actualidad la primera causa de muertes en hombres y mujeres en América Latina y Estados Unidos.

Una enfermedad crónica no trasmisible es aquella que se produce como consecuencia de la combinación de dos factores: el deterioro natural que ocurre en el cuerpo debido al envejecimiento (enfermedad degenerativa) y el maltrato de este por estilos de vida no saludables.

Las enfermedades crónicas no trasmisibles son cuatro: las enfermedades del corazón (infartos cardiacos, derrames cerebrales), el cáncer, la diabetes y las enfermedades pulmonares crónicas. Increíblemente, esas cuatro enfermedades comparten las mismas causas o factores de riesgo: mala alimentación, falta de ejercicio y uso del cigarrillo.

En general, las enfermedades crónicas no trasmisibles son silenciosas y traicioneras, es decir no dan síntomas cuando están empezando. Una persona puede tener un cáncer, un problema de colesterol, de presión alta o una diabetes durante muchos meses o incluso años sin tener un solo síntoma.

Podemos afirmar entonces que si por un lado los adelantos de salud pública han logrado alargar la vida del ser humano, por otro lado, los "adelantos" de la sociedad moderna están haciendo todo lo posible por acortarla. La mala alimentación, la vida sedentaria, el uso del cigarrillo, el constante estrés, la falta de buenos hábitos de sueño y la falta de una cultura preventiva están acortando la vida del ser humano y le impiden tener una vida de plenitud y calidad.

En este punto es importante recordar que, a pesar de todos los adelantos de la ciencia, el índice de mortalidad del ser humano es todavía del 100%. Esto significa que, a pesar de todos nuestros deseos y esfuerzos, todos los seres humanos vamos a morir algún día.

El truco del buen vivir, y el principal objetivo de este libro, es entonces aprender a vivir más tiempo pero con más calidad o, en otras palabras, lograr llegar a viejo, lo más joven posible…

Entendiendo entonces que el promedio de vida del ser humano está cerca de los ochenta años, el secreto para vivir una larga vida y con mayor calidad es no morirse antes de tiempo ni quedar discapacitado a temprana edad.

Y eso se puede hacer si evitamos las enfermedades que se pueden prevenir y encontramos temprano las enfermedades que se pueden detectar a tiempo. Morir o quedar discapacitado prematuramente por una enfermedad prevenible o detectable constituye no solo un terrible sufrimiento sino también una enorme sobrecarga económica familiar.

Y en este punto, permíteme hacer una comparación entre *el fútbol y la vida…*

La duración de un partido de fútbol es de 90 minutos, divididos en dos tiempos de 45 minutos cada uno. Sabiendo que en el juego de la vida la muerte siempre nos va a ganar, es importante que juguemos el partido de nuestra vida tratando de llegar empatados a los 90 minutos y que la muerte no nos meta un "gol tempranero". Finalmente, la muerte nos ganará, pero habremos vendido cara nuestra derrota, porque nos habremos ido de este mundo después de haber tenido una vida larga, productiva y de calidad, es decir habremos llegado a viejos, lo mas jóvenes posible.

Es posible establecer una sencilla formula matemática para saber, de acuerdo a nuestra edad cronológica, en qué momento del partido de nuestra vida estamos. Al final del libro, he incluido una tabla con la que podrás calcular, año por año, en qué momento del partido de tu vida te encuentras.

Pienso que esta metáfora de la vida podrá ayudar a más de una persona a poner el tiempo ya vivido en su verdadera dimensión, pero sobre todo la ayudará a darse cuenta de cuánto tiempo le queda por jugar, qué cambios tiene que hacer en su estrategia de juego y que no le conviene que la muerte le meta un gol anticipado y le gane el partido antes del tiempo reglamentario. Y eso porque mucha gente muere todavía prematuramente y queda discapacitada a temprana edad por la falta de una actitud positiva de prevención en salud y por la ausencia de información acerca de cómo envejecer saludablemente que sea sencilla y basada en evidencias científicas.

Una actitud positiva de prevención en salud no solo implica saber "programar positivamente" nuestro envejecimiento adoptando y manteniendo estilos de vida saludables, sino también deshacerse de la equivocada idea de que al médico solo se va cuando hay un síntoma que lo justifique.

Esa falta de cultura de prevención hace que la gente practique estilos de vida no saludables, que desarrolle enfermedades crónicas silenciosas y luego espere a tener un síntoma para visitar al médico. Lamentablemente, cuando lo hace, la enfermedad está avanzada, fuera de control y es incurable.

Y con respecto a la información de salud preventiva en lenguaje simple y basada en hechos científicamente demostrados, tenemos que lamentar que esta no está todavía disponible para las grandes mayorías. Como consecuencia, el público vive a ciegas de cómo cuidar su salud y envejecer saludablemente.

Esa letal combinación de ausencia de cultura de prevención y falta de información de salud preventiva en la población, hace que la gran mayoría de casos de enfermedades crónicas se presenten avanzadas e incurables, ocasionando una enorme carga de muerte prematura y discapacidad, especialmente en las poblaciones mas vulnerables.

Con este libro, espero llenar esos dos vacíos. Quiero darte información de cómo llegar a viejo lo más joven posible y quiero hacerlo en palabras sencillas y con conocimientos avalados por evidencias científica.

De este libro no esperes curas milagrosas, aceite de culebra o promesas sin fundamento. Lo que pretendo darte en los próximos capítulos es información basada en la ciencia, escrita de manera sencilla y que te permitirá jugar bien el partido de fútbol de tu vida, es decir, llegar a viejo lo más joven posible.

LA SALUD

¡HECHO FÁCIL!

1

Un gramo de prevención vale mucho más que una tonelada de curación

*Hubo un tiempo en que perdíamos
el partido de nuestra vida muy temprano.
Era difícil siquiera llegar al segundo tiempo...*

Al igual que la eterna lucha entre el bien y el mal, el enfrentamiento entre la salud y la enfermedad ha estado presente en la vida del ser humano desde los albores de la humanidad. Es muy posible que los primeros problemas de salud de los primitivos habitantes hayan tenido que ver con traumas y heridas producto de la hostilidad del medio ambiente. Imaginemos a los primitivos habitantes de las Américas, viviendo en pequeños grupos nómadas, buscando lugares propicios para la pesca y la caza y exponiéndose a los peligros de la naturaleza: las garras de un puma o la caída por un barranco. Los primeros "médicos" fueron probablemente buenos cirujanos y traumatólogos, quienes confiaban en la destreza de sus manos para reparar las heridas y fracturas de sus congéneres. Es muy probable que aquellas pocas enfermedades, como fiebres o diarreas, que no tenían que ver con traumas o fracturas, hayan sido consideradas enfermedades misteriosas, producto de supersticiones o castigo de los dioses.

Pero con los años, ocurrieron cambios importantes en esas sociedades primitivas. El cambio más importante fue el de la agricultura, la cual empezó hace casi 12.000 años. La agricultura permitió el sedentarismo y el desarrollo de ciudades como Caral, Cusco o Teotihuacán, que se calcula tenía más de 100.000 habitantes, siendo la ciudad con mayor número de habitantes del mundo en su época. Con las ciudades empezó la convivencia de grandes grupos humanos, con la que indudablemente se desarrollaron enfermedades por parásitos y enfermedades infecciosas. Pero los principales problemas para la salud seguían siendo el medio ambiente y las guerras. Recordemos que en épocas primitivas, se calcula que la sobrevida del ser humano era de alrededor de veinticinco años. Si los niños no morían al nacer, morían de jóvenes en manos de alguna fiera, por una caída o en manos de otros seres humanos.

El desarrollo de las civilizaciones dio lugar a poblaciones más densas, con problemas derivados de una inadecuada salubridad. En Europa, el desarrollo de las grandes ciudades trajo como consecuencia serios problemas con la salubridad pública. La inadecuada remoción de excretas, la ausencia de agua potable, el hacinamiento y la falta de entendimiento sobre el modo de distribución de muchas enfermedades hicieron que las grandes plagas de la antigüedad se cobraran millones de víctimas. En esta época, no solo se produjeron las grandes epidemias de cólera y peste, sino que la profunda desnutrición y el hacinamiento de la población hicieron posible que la tuberculosis, las diarreas y otras enfermedades infectocontagiosas causaran millones de muertes haciendo que la expectativa de vida en la edad media fuera de solo treinta y tres años.

Poco a poco, el aumento de la población en las grandes ciudades y la necesidad de brindar alivio a las enfermedades que se sufrían, hizo que a principios del primer milenio de la era cristiana surgieran los primeros hospicios y hospitales. Se sabe que en Constantinopla, alrededor del siglo VII, algunos hospitales tenían ya salas para hombres y mujeres, e incluso áreas separadas para enfermedades de los ojos y casos quirúrgicos.

Progresivamente, los hospitales fueron evolucionando hasta convertirse en lo que son hoy en día: el símbolo de la medicina organizada, un equivalente de lo que representa una catedral o una mezquita para una religión, un palacio para una monarquía o un estadio para el deporte.

El desarrollo progresivo de la medicina y la salud pública hizo posible el gran milagro del siglo XX: que el ser humano prácticamente doble su expectativa de vida de cuarenta y cinco años al inicio a ochenta y tres años al final del siglo XX.

El desarrollo de vacunas que han controlado numerosas enfermedades infecciosas, el advenimiento de los antibióticos, la generalización del uso del agua potable y los sistemas de alcantarillado, la refrigeración de los alimentos y el simple lavado de manos han sido factores muy importantes en ese milagro. Además, los adelantos en el cuidado de la salud de la madre gestante y del niño, el desarrollo de ambientes de trabajo más seguros, el reconocimiento de los peligros para la salud que presenta fumar cigarrillos, una mayor seguridad en el tránsito de las carreteras y la enorme disminución de muertes por enfermedades del corazón gracias a la educación del público en cuanto a la importancia de llevar estilos de vida saludables; han hecho que los países desarrollados prácticamente dupliquen su longevidad.

Una vez controladas las enfermedades que ocasionaban la muerte prematura por lo que el ser humano logró vivir más tiempo, hubo entonces "más tiempo" para desarrollar un nuevo tipo de enfermedades: las llamadas enfermedades crónicas. Las enfermedades del corazón, la presión arterial alta, los infartos cardiacos, los derrames cerebrales, el cáncer, la artritis, la diabetes mellitus, las enfermedades pulmonares crónicas, etc., son ahora las causas principales de muerte. Es más, se sabe que en la actualidad, cinco enfermedades causan dos terceras partes de las muertes en muchos países del mundo. Estas son las enfermedades del corazón, el cáncer, los derrames cerebrales, la diabetes mellitus y las enfermedades pulmonares crónicas. Se sabe además que una tercera parte de los años de vida que pierde el ser humano antes de los sesenta y cinco años es causada por alguna de esas cuatro enfermedades crónicas. Interesantemente, ninguna de esas enfermedades causan síntomas cuando están empezando, por lo que es muy importante prevenirlas a tiempo.

Lamentablemente, la medicina ha sido en esencia una actividad eminentemente reactiva y curativa. Esto quiere decir que recién después de producida la enfermedad, se pensaba en la solución.

Es recién en los últimos ciento cincuenta años que la salud pública y la medicina preventiva se han desarrollado principalmente en Inglaterra y Estados Unidos. No fue sino hasta 1848, con el Acta de Salud Pública, que en Inglaterra se legisló por primera vez en aras de la salud pública. Fue recién en 1878 que se fundó la Sociedad Norteamericana de Salud Pública.

Cuando uno habla de prevención de enfermedades, en realidad se está refiriendo a tres tipos de prevención, lo cual es importante entender para aumentar su beneficio.

La llamada **prevención primaria** consiste en evitar que el agente causante de la enfermedad se ponga en contacto con el organismo. No fumar o no dejar que fumen delante de nosotros es un ejemplo de esa prevención primaria. Otros ejemplos son la alimentación saludable (impedir que sustancias causantes de enfermedades como grasas-trans y colesterol ingresen a nuestro cuerpo) y la actividad física diaria.

La **prevención secundaria** es lo que llamamos despistaje o tamizaje, y se basa en el concepto de que muchas enfermedades tienen un largo periodo de desarrollo y sus inicios no presentan síntomas. Al descubrir la enfermedad antes de que se desarrolle, mediante exámenes específicos, es posible tratarla con índices muy altos de curación. Algunos ejemplos son la detección precoz del cáncer de mama, del cáncer de cuello de útero, del cáncer del intestino grueso, de la diabetes mellitus, y de las enfermedades del corazón.

La **prevención terciaria** por su parte consiste en impedir que una enfermedad ya tratada pueda provocar complicaciones por sus secuelas. Algunos ejemplos son la rehabilitación de un paciente que ha tenido un derrame cerebral o un infarto cardiaco o un paciente que ha sobrevivido al cáncer.

En la actualidad, muchos países en desarrollo, incluidos los países latinoamericanos, están atravesando un fenómeno muy curioso: no están terminando de controlar las enfermedades infecciosas del pasado, pero ya están mostrando altos índices de las enfermedades crónicas de sociedades más afluentes. No es raro entonces encontrar en América Latina niños pobres con obesidad y adultos con enfermedades del corazón y cáncer (de hecho las dos principales causas de muerte en la región).

La adopción de prácticas de medicina preventiva exige un profundo cambio en la mentalidad de la gente, no existe una fórmula mágica que permita vivir mas años y con mayor calidad. Es necesario un trabajo diario en cuanto a alimentación, ejercicio, evitar sustancias que se sabe causan enfermedades y prácticas metódicas de exámenes periódicos para encontrar las enfermedades cuando aún son tratables y curables.

La medicina preventiva del futuro va a requerir de la enseñanza de prácticas de sentido común aplicadas al comportamiento diario de poblaciones extremadamente resistentes al cambio. No es fácil convencer a una persona de que cambie hábitos enraizados a través de toda una vida. Aprender o reaprender a alimentarse, tener fuerza de voluntad para hacer ejercicio, luchar con la adicción a la nicotina, vencer temores y fatalismos para enfrentar una visita periódica al médico son factores que frenan todos los programas que tratan de enseñar al publico cómo vivir más tiempo y con una mejor calidad de vida.

El cambio de paradigma, del viejo modelo de medicina curativa basado en la enfermedad, al nuevo modelo de medicina preventiva basado en la promoción de la salud y la prevención de las enfermedades va a requerir de un concertado esfuerzo entre sociedad e individuos. Al adoptar y practicar los conocimientos adquiridos en este libro, estimado lector, darás el primer paso para llegar a viejo lo más joven posible.

2

Comer rico no significa comer mucho

Dime qué comes
y te diré qué tan largo será tu partido...

COMEMOS PARA TENER ENERGÍA

Al igual que los motores de nuestros vehículos, los seres vivos también necesitamos energía para funcionar. Los motores obtienen su energía de combustibles o de modernas baterías eléctricas; los seres vivos obtenemos la energía de los alimentos.

El comer es entonces una actividad vital del ser humano y como tal está regulada por una parte muy primitiva del cerebro llamada hipotálamo. Para darnos cuenta de lo primordial de las actividades que son reguladas por ese hipotálamo, además del centro del hambre, allí están también el centro de la sed, del sueño, de la temperatura y de la actividad sexual.

BALANCE CALÓRICO O ENERGÉTICO

Un concepto fundamental en nutrición es que la energía que necesita el cuerpo para realizar sus funciones proviene de los alimentos que consumimos. Ese concepto origina otro, también muy importante: el del *balance calórico*. El balance calórico nos dice que la cantidad de energía que ingresa al cuerpo a través de la comida debe ser igual a la cantidad de energía que el cuerpo gasta en mantener sus funciones.

Si ese balance calórico es *negativo*, o sea que la cantidad de energía (entiéndase comida) que ingresa al cuerpo es menor a la que el cuerpo gasta, se produce entonces la desnutrición. Es decir, la persona enflaquece y se desnutre porque la energía que obtiene de lo que come no le alcanza para vivir.

Por el contrario, si el balance calórico es *positivo*, es decir la cantidad de energía que ingresa al cuerpo a través de la comida es mayor a la que el cuerpo necesita para mantener sus funciones, ese exceso de energía se acumula como grasa y se producen el sobrepeso y la obesidad.

Lo importante entonces es calcular cuánta energía necesita nuestro cuerpo para funcionar cada 24 horas. A esa cantidad de energía se la conoce como *requerimiento calórico individual*, y va a depender esencialmente del tipo de actividad que tenemos. En otras palabras, el tipo de actividad es el que va a determinar cuánta energía gastamos durante el día. No es lo mismo, por ejemplo, tener una actividad o trabajo enteramente sedentario, en el cual pasamos ocho o diez horas seguidas sentados frente a un escritorio o a una máquina de coser, que ser un agricultor, un obrero de la construcción o un deportista de alto rendimiento.

CALORÍA: LA UNIDAD DE ENERGÍA DE NUESTRO ORGANISMO

Hasta ahora solo hemos hablado de energía y hemos dicho que la energía que sirve para el funcionamiento de nuestro cuerpo viene de los alimentos. Pero la pregunta es entonces: ¿cómo podemos medir esa energía y calcular así nuestro requerimiento calórico individual?

Pues la energía se mide con una unidad llamada *caloría*, la cual tiene una definición muy complicada. Para los curiosos, la caloría se define como la cantidad de energía calorífica que se necesita para elevar de 14.5°C a 15.5°C la temperatura de un gramo de agua, a una presión atmosférica de una atmósfera.

En términos prácticos les digo que cada alimento tiene un diferente *valor calórico*, es decir cada alimento tiene un determinado número de calorías. Hay alimentos que tienen muy pocas calorías, es decir engordan poco, mientras que otros alimentos engordan mucho porque tienen abundantes calorías. El secreto de una buena alimentación está en saber distinguir los alimentos ricos, de los alimentos pobres en calorías.

Y es ahí donde radica la importancia de saber alimentarse saludablemente, es decir tener una alimentación que nos nutra y nos de la energía necesaria para funcionar, pero que al mismo tiempo no nos prive de los elementos nutritivos ni nos engorde al llenarnos de calorías.

Una comparación simple pero útil es la que podemos hacer con el dinero. Así como hay billetes de uno, cinco, diez, veinte, cincuenta y cien dólares, hay también alimentos de diversas "denominaciones" o valores calóricos. Contrariamente a lo que ocurre con el dinero, que nos conviene tener siempre un poco más, con los alimentos, es al revés, es decir, nos conviene tener menos calorías porque cuantas más calorías acumulamos, más grasa y más gordura acumularemos.

VALOR CALÓRICO DE LOS ALIMENTOS

Los alimentos se dividen en tres grandes categorías: proteínas, hidratos de carbono o carbohidratos y grasas. Además de esos grupos fundamentales, tenemos los llamados elementos nutritivos esenciales entre los que están el agua, las vitaminas y los minerales.

Cada gramo de proteínas nos proporciona 4 calorías; del mismo modo, cada gramo de hidratos de carbono nos da también 4 calorías. Por su parte, cada gramo de grasas nos da 9 calorías. De tal modo, es importante saber que las grasas contienen más del doble de calorías que los carbohidratos y las proteínas.

Es muy fácil ahora encontrar en Internet la composición de cada tipo de alimento y, por ende, la cantidad de calorías por cada categoría.

Por ejemplo, un bife de 100 gramos, tiene la siguiente composición:

Grasas:	9 gramos
Proteínas:	22 gramos
Carbohidratos:	0 gramos

El resto de los 100 gramos está compuesto de 69 gramos de agua y tejido fibroso.

Conociendo el número de calorías proporcionadas por las categorías de alimentos, podemos calcular entonces el valor calórico de 100 gramos de bife:

Grasas:	9 gramos x 9 = 81 calorías
Proteínas:	22 gramos x 4 = 88 calorías
Carbohidratos:	0 gramos

Es decir, un bife de 100 gramos solo tiene grasas y proteínas y tiene un valor calórico de 169 calorías, de las cuales 48% provienen de la grasa y 52% provienen de las proteínas.

Para tener idea de lo que el número 169 representa, es importante entender cuántas calorías necesitamos diariamente para vivir. Les adelanto que el cálculo de las calorías que necesita diariamente un ser humano toma en cuenta dos cosas: cuánta energía se necesita solo para que nuestra maquinaria funcione y la energía que se necesita para hacer el trabajo o la actividad que hacemos diariamente.

¿CUÁNTAS CALORÍAS SE NECESITAN SOLO PARA ESTAR VIVOS?

El organismo humano está constantemente trabajando. Día y noche se realizan múltiples funciones corporales. La respiración, los latidos del corazón, el trabajo del cerebro, hígado y riñones y el movimiento muscular son algunas de esas constantes funciones que obviamente requieren energía.

La cantidad de energía que necesitamos por el simple hecho de estar vivos se denomina *Índice Metabólico Basal* (IMB). Este IMB depende del sexo, la edad, el peso y la talla de la persona. El IMB se calcula de la siguiente manera:

Para las mujeres:
Sumar 655 al peso en libras multiplicado por 4,3; a este resultado, sumarle el número que se obtiene multiplicando la altura en pulgadas por 4,7 y restarle el número que se obtiene multiplicando la edad en años por 4,7.

Para los hombres:

Sumar 66 al peso en libras y multiplicarlo por 6,3; a este resultado, sumarle el número que se obtiene multiplicando la altura en pulgadas por 12,9 y restarle el número que se obtiene multiplicando la edad en años por 6,8

Ejemplos:

Calcular el IMB de María, que tiene 40 años, pesa 160 libras y mide 62 pulgadas:

El cálculo es el siguiente:
Multiplicar 160 libras por 4,3 = 688
Sumarle 655 a ese número: 655 + 688 = 1.343
Multiplicar la altura en pulgadas por 4,7: 62 x 4,7 = 291,4
Sumar ambos números: 1.343 + 291,4 = 1.634,4
Multiplicar la edad por 4,7: 40 x 4,7 = 188

El IMB se obtiene restando 1.634,4 − 188 = 1.446,4

Esto nos dice que solo para vivir y funcionar como ser humano, María necesita 1.446,4 calorías por día.

Si usas kilogramos, este cuadro te podrá ayudar a calcular tu IMB:

Edad	IMB (hombres)	IMB (mujeres)
10–17	17,7 P + 657	13,4 P + 692
18–29	15,1 P + 692	14,8 P + 487
30–59	11,5 P + 873	8,3 P + 846
60–74	11,9 P + 700	9,2 P + 687
75+	8,4 P + 821	8,4 P + 624

P = Peso corporal en kilogramos

En el ejemplo de María, usando el cuadro anterior, el IMB se calcularía de la siguiente manera:

Multiplicar 8,3 por el peso en kilogramos: 8,3 x 72,5 = 601,75
Sumar 846 a ese número: 846 + 601,75 = 1.447,75

¿CUÁNTAS CALORÍAS EXTRA NECESITAMOS PARA VIVIR NUESTRO DÍA?

Pero además de las calorías que necesitamos solo para estar vivos, los seres humanos necesitamos un número extra de calorías para poder trabajar y divertirnos durante el día. Ese número extra de calorías que necesitamos depende del nivel de actividad de la persona. Se acepta que existen hasta cinco *niveles de actividad* diferentes.

- **a.** **Sedentario:** la persona que pasa casi todo el día sentada.
- **b.** **Ligeramente activo:** la persona que camina o hace ejercicio una o dos veces por semana.
- **c.** **Moderadamente activo:** la persona que camina o hace ejercicio tres veces por semana.
- **d.** **Muy activo:** la persona que camina o hace ejercicio cinco veces por semana.
- **e.** **Extra activo:** la persona que hace ejercicio intenso todos los días.

De acuerdo con esos diferentes niveles de actividad, es obvio que el número de calorías que necesita diariamente un trabajador de oficina es diferente al que necesita una persona que trabaja en la construcción o el de un fútbolista profesional.

El conocimiento de esos niveles de actividad es importante porque nos permitirá calcular el número de calorías que necesitamos cada día para mantener un peso saludable, número llamado también *Requerimiento Calórico Diario (RCD)*.

¿CUÁNTAS CALORÍAS NECESITAMOS POR DÍA PARA MANTENER UN PESO SALUDABLE?

En teoría, si una persona consumiera a través de la comida el número de calorías que su RCD le permite, nunca subiría ni bajaría de peso. Esto es por que el RCD es la suma de las calorías que necesitamos para vivir (el IMB) y las calorías que necesitamos para realizar nuestras actividades diarias.

Para calcular el RCD, multiplicamos el IMB por un factor que depende del nivel de actividad.

a. **Sedentario:** multiplicar el IMB por 1,2.
b. **Ligeramente activo:** multiplicar el IMB por 1,3.
c. **Moderadamente activo:** multiplicar el IMB por 1,4.
d. **Muy activo:** multiplicar el IMB por 1,5.
e. **Extra activo:** multiplicar el IMB por 1,6.

Para volver al ejemplo de María, habiendo ya calculado que su IMB era 1.446,4 y teniendo en cuenta que ella es muy activa porque hace ejercicio cinco veces por semana, obtendremos que su RCD será de 1.446,4 multiplicado por 1,5 = 2.169,6.

Esas 2.169,6 calorías son las que María necesita consumir diariamente porque ella gasta 2.169,6 calorías en ese mismo periodo de tiempo (1.446,4 solo para vivir y 723,2 (2.169,6 − 1.446,4) para sus actividades).

Esas 2.169,6 calorías deben ser obtenidas de los alimentos y las bebidas que María consume en 24 horas.

MARÍA COME MAL Y ENGORDA...

Sabido esto y para darles una idea de la importancia que tiene saber el valor calórico de los alimentos que consumimos, calculemos el número de calorías en un día de María.

Desayuno:
Un vaso de jugo de naranja = 112 calorías
Una taza de café con leche y 4 cucharitas de azúcar = 75 calorías
Dos donas = 340 calorías

Total de calorías consumidas en el desayuno: 112 + 75 + 340 = 527 calorías

Almuerzo:

Un plato de sopa de fideos y pollo: 200 + 150 = 350 calorías
Un plato de arroz con habichuelas negras: 200 + 100 = 300 calorías
Una naranja = 60 calorías
Una lata de soda = 100 calorías

Total de calorías consumidas en el almuerzo: 350 + 300 + 60 + 100 = 810 calorías

Cena:

Un plato de arroz con una chuleta de cerdo: 200 + 170 = 370
Un vaso de helados = 150 calorías
Una lata de soda = 140 calorías

Total de calorías consumidas en la cena: 370 + 150 + 140 = 660 calorías

Además, María consumió "en antojos" durante el día:

Dos latas más de soda: 140 + 140 = 280 calorías
Dos barras de chocolate: 235 + 235 = 470 calorías
Una bolsa de papitas fritas = 150 calorías

Total de calorías consumidas "en antojos": 280 + 470 + 150 = 900 calorías

Total de calorías consumidas durante el día: 527 + 810 + 660 + 900 = 2.897 calorías

Sabiendo que el Requerimiento Calórico Diario de María es de 2.169,6 calorías y debido a que ella cada día consume 2.897 calorías, *su balance calórico diario es positivo* (de ganancia) en 727,4 calorías.

Esas 727,4 calorías se almacenan en forma de grasa y María va acumulando gordura y se va convirtiendo progresivamente en una mujer con sobrepeso y obesidad.

MARÍA COME SALUDABLEMENTE Y BAJA DE PESO...

Qué diferente sería para María tener una rutina de alimentación como la siguiente:

Desayuno:
Un vaso de jugo de naranja = 112 calorías
Una taza de café con leche y 3 cucharitas de azúcar = 60 calorías
Un yogurt Light = 100 calorías

Total de calorías consumidas en el desayuno: 112 + 60 + 100 = 272 calorías

Almuerzo:
Un sándwich de pan integral con dos tajadas de queso y pechuga de pavo: 140 + 200 + 60 = 400 calorías
Una pera = 90 calorías
Un racimo de uvas = 60 calorías
Un vaso de agua = 0 calorías

Total de calorías consumidas en el almuerzo: 400 + 90 + 60 + 0 = 550 calorías

Cena:
Una ensalada de lechugas, brócoli, tomates y pimientos con aderezo italiano: 8 + 30 + 15 + 40 = 93 calorías
Un plato de arroz con una chuleta de cerdo: 200 + 170 = 370 calorías
Medio vaso de helados = 75 calorías
Un vaso de agua = 0 calorías

Total de calorías consumidas en la cena: 93 + 370 + 75 + 0 = 538 calorías

Además, María consumió "en antojos" durante el día:
Una barra de chocolate = 235 calorías
Un sobrecito de maní = 150 calorías
Agua = 0 calorías

Total de calorías consumidas "en antojos": 235 + 150 + 0 = 385 calorías

Total de calorías consumidas durante el día: 272 + 550 + 538 + 385 = 1.745 calorías

En este caso, sabiendo que el Requerimiento Calórico Diario de María es de 2.169,6 calorías y debido a que ella cada día consume 1.745 calorías, su balance calórico diario es negativo (de pérdida) en 424,6 calorías.

Este balance negativo hará que María mantenga su peso y en realidad lo disminuya progresivamente. Otra ventaja de un régimen como ese es que permite que de tiempo en tiempo, María pueda "darse un poco de libertad" y pueda comer un poco más sin afectar su peso.

VENTAJAS DE COMER POCO: SE PUEDE COMER DE TODO, NADA ESTÁ PROHIBIDO

Si has seguido atentamente la lista de los alimentos consumidos por María, habrás notado que lo importante no son los alimentos en sí, sino *la cantidad* de alimentos (cantidad de calorías) que se consumen. María todavía come su chocolate y sus helados, pero ha logrado una alimentación más saludable simplemente dejando la soda y disminuyendo el tamaño de las porciones. Date cuenta también de que el nivel de actividad física de María es importante; si ella fuera físicamente más activa, su balance calórico sería más negativo, es decir tendría menos calorías para almacenar.

Es por eso que desde hace muchos años recomendamos que para mantener un peso saludable, además de hacer actividad física diaria, hay que comer de todo, pero en porciones (platos) pequeñas y deben preferirse las frutas y vegetales, alimentos de bajo contenido calórico pero con enorme capacidad de "llenar" el estómago.

Recordemos que en la ciudad de Okinawa en Japón, uno de los lugares del mundo con más gente longeva, los pobladores comen practicando lo que ellos llaman el *hara hachi-bu*. Tal expresión significa que ellos no comen hasta quedar llenos y saciados, sino siempre terminan de comer quedándose "con un poquito de hambre". En los estudios hechos en Okinawa, quien practica el *hara hachi-bu* consume un 11% menos de alimentos que un japonés de otra ciudad.

PROBLEMAS CON LAS "DIETAS" PARA BAJAR DE PESO

Siendo que el elemento más importante para lograr una buena nutrición y mantener un peso saludable es el tipo y cantidad de comida que nos ponemos en la boca, no es de extrañar que desde hace algún tiempo la industria haya inventado las dietas más disparatadas para bajar de peso.

Pero este asunto de las dietas es muy interesante. Las dietas para bajar de peso recién se inventaron en los últimos cien años. Antes de eso, la gente era físicamente mucho mas activa y no consumía tanta comida como para ser obesa. Solo los más ricos sufrían de obesidad debido a que tenían abundancia de alimento y disponían de medios de transporte para desplazarse de un lado a otro.

Es recién en los primeros años de la década de 1920 que se inventan las primeras dietas para bajar de peso en Estados Unidos. Se cree que la aparición de las delgadas jóvenes llamadas "flappers" inspiró a muchas mujeres a "conservar la línea" y cambiar su alimentación para parecerse a ellas. Las actrices del cine tuvieron luego una influencia extraordinaria sobre el tipo de figura que ambicionaban las mujeres. En 1969 aparece la modelo Twiggy, idealizando la delgadez de la mujer como sinónimo de belleza. Ese fue el inicio de una tendencia que la industria del modelaje sigue hasta nuestros días.

Durante los casi treinta años que tengo de carrera médica he sido testigo de excepción de cómo han cambiado las dietas para bajar de peso. Hay dietas para todos los gustos y bolsillos: baja en carbohidratos, de cuenta de calorías, la dieta Hollywood, la dieta hipo-calórica, la dieta súper baja en calorías, la dieta Atkins, la dieta South Beach, la Weight Watchers, la

North Beach, la de coles, la de lechugas, la dieta cruda, la dieta de combinaciones, etc.

Y ni qué decir de los múltiples medicamentos aparecidos en los últimos años para controlar el peso. Uno de ellos, la combinación de los medicamentos Fenfluramina y Phentermina, más conocido como Fen-Phen, fue prohibido en 1997 por los severos daños que producía en los pulmones y las válvulas del corazón de las personas que lo tomaban, incluso por corto tiempo.

El gran problema con todas esas dietas y medicinas para bajar de peso es que solo tienen un efecto muy transitorio. La gente se cansa de las dietas y deja los medicamentos por sus efectos secundarios. Al dejar las dietas y las medicinas, la gente recupera el peso perdido y en su desesperación por la reaparición del sobrepeso, intenta otra dieta o medicina, vuelve a bajar, vuelve a abandonarlas y vuelve a subir de peso. Eso se llama el efecto "yo-yo" y no solo causa problemas en la salud física, sino que provoca desazón y desmoraliza a la persona con sobrepeso.

El truco para mantener un peso saludable por muchos años está en encontrar un régimen que controle el peso pero que pueda durar toda la vida. Para eso hay que conocer y entender los tres elementos que determinan el peso de un ser humano: la herencia, la comida y el ejercicio.

HERENCIA, COMIDA Y EJERCICIO

Es muy importante mencionar en este punto que lo primero que debe hacer una persona que desea bajar de peso es visitar a su doctor para descartar alguna enfermedad que explique el aumento de peso.

En ausencia de alguna enfermedad que explique el sobrepeso o la obesidad, el peso de una persona está determinado solo por tres cosas: la historia familiar de obesidad, la calidad y cantidad de calorías que ingresamos al cuerpo a través de los alimentos y la cantidad de calorías que quemamos en nuestra vida diaria. No hay más…

La fuerza de la herencia no puede modificarse, pero los dos elementos que sí pueden modificarse son nuestra alimentación y el ejercicio.

Si eres observador u observadora, te habrás dado cuenta de que la forma en que una persona distribuye la grasa es un elemento familiar y heredita-rio. El tipo de "gordura" de una persona se repite en la familia y como un amigo decía en broma y en serio, si quieres ver cómo será el cuerpo de tu novia cuando envejezca, observa el cuerpo de la madre o de la abuela…

Entonces, si no podemos controlar la fuerza de la herencia, tenemos que hacer todo lo posible por controlar lo que nos llevamos a la boca y la canti-dad de calorías que quemamos a través del ejercicio.

La formula del éxito para llegar a nuestro peso real, o sea aquel peso fa-miliar o hereditario que es como un sello personal e intransferible, es lograr que la alimentación saludable y el ejercicio diario sean componentes indis-pensables de nuestra vida diaria.

En otras palabras, si lográramos desarrollar la disciplina para comer dia-riamente de todo pero en porciones pequeñas y lográramos incorporar por lo menos 30 minutos diarios de actividad física, nuestro peso sería el que nuestra historia familiar nos tiene deparado.

Por ejemplo, les cuento que yo veo pacientes muy flaquitos que vienen a la consulta por que quieren aumentar de peso. Al preguntarles cómo son sus padres y sus hermanos, responden que todos son también muy delgadi-tos y mi respuesta es entonces que va a ser muy difícil que ellos puedan cambiar la fuerza de la herencia. Es decir, si nacieron para flaquitos, flaqui-tos serán por siempre. Del mismo modo, una persona que nació para ser gordita, gordita será.

Pero hay un enorme consuelo a esta aparente condena genética a ser gorditos: numerosos estudios han revelado que la frecuencia de complica-ciones e incluso la mortalidad derivadas de la gordura son más frecuentes en aquellas personas que tienen sobrepeso por descuido en la alimentación y por falta de ejercicio. Aquellas personas que tienen sobrepeso u obesidad pero que se alimentan saludablemente y son físicamente muy activas tienen menor mortalidad y sufren de menos enfermedades.

Por ejemplo, en un importante estudio publicado en la *Revista de la Aso-ciación Médica de Norteamérica* en 2004 se dice que el estado físico (deri-vado del ejercicio) de una persona es más importante que el peso registrado en la balanza cuando se quieren explicar las muertes por enfermedades del corazón, especialmente en las mujeres.

En otro editorial, publicado en la prestigiosa *Harvard Health Policy Review* en 2003 se dice que un hombre en buen estado físico que lleva 50 libras de peso en grasa corporal tiene menos de la mitad de riesgo de muerte que un hombre en mal estado atlético con solo 25 libras de grasa corporal.

Por su parte, el Consejo de Salud Física y Deportes del Presidente de los Estados Unidos determinó en el año 2000 que las personas obesas pero activas sufren menos enfermedades y mueren menos que los individuos de peso normal pero que son sedentarios, y que los riesgos para la salud de la obesidad son en gran medida controlados si la persona es físicamente activa y tiene una buena condición física.

Pero creo que la cita más contundente pertenece a Steven Blair del Instituto Cooper para Investigaciones Aeróbicas. Él dijo que después de haber estudiado desde muchos puntos de vista a hombres y mujeres obesos, había obtenido siempre la misma respuesta: lo importante no era la obesidad sino el estado físico de la persona.

Es muy probable que muchos de los lectores se sientan decepcionados y frustrados al saber que, en términos de control del sobrepeso y la obesidad, es muy poco lo que se puede hacer para ganarle a la influencia de la herencia. El asunto se reduce entonces a saber cultivar la autoestima y reconocer que los seres humanos somos diversos y que esa diversidad es lo que nos hace mejores seres humanos. Lo importante es aprender a conocerse, aceptarse a sí mismo y saber quererse primero a sí mismo y después a los demás.

EL EFECTO DE COMER A TODA HORA

Un reciente estudio norteamericano ha encontrado otro factor que contribuye enormemente al desarrollo de la obesidad en la sociedad moderna: el estar comiendo los famosos *snacks* a toda hora. El estudio, publicado en 2011, encontró dos datos preocupantes: el número de veces que la gente consume esos *snacks* ha aumentado desde 1977 y al mismo tiempo, el contenido calórico de esos *snacks* ha también aumentado. En otras palabras, la gente consume más frecuentemente productos que tienen muchas calorías.

Este problema es muy serio cuando se trata de niños, quienes debido a que son el blanco de multimillonarias campañas publicitarias, se han acostumbrado a consumir todo el tiempo sodas y *snacks* ricos en calorías. El resultado es que en Estados Unidos, uno de cada tres niños sufre de sobrepeso y obesidad.

La solución es reemplazar esos *snacks*, tan ricos en calorías, con vegetales y porciones de frutas, alimentos que además de llenar el estomago, nos proporcionan vitaminas y minerales a una fracción de las calorías que contienen los *snacks*.

EL PROBLEMA NO ES LA COMIDA, SINO LA CANTIDAD DE COMIDA

Después de muchos años de estudiar este asunto de dietas y súper dietas para bajar de peso, he llegado a la conclusión de que el problema no es la comida sino la cantidad de comida que consumimos.

En ese sentido hay que reflexionar acerca del valor que tiene la comida durante la vida del ser humano. La vida productiva del ser humano tiene una duración limitada y, en ese contexto, la comida juega un rol muy importante en la vida de muchas personas. Tanto la comida por sí misma, como los momentos en que se consumen los alimentos, constituyen para la gran mayoría de las personas momentos invalorables de mucho placer y calidad.

Pero entonces, si la comida es a la vez fuente de placer y bienestar y razón de obesidad y problemas de salud, ¿en dónde trazamos la línea para conciliar ambas situaciones?

En el tamaño del plato...

Para mantener un peso saludable, a la vez que se goza de la comida, hay que tener mucho cuidado con la cantidad y el tipo de comidas que se consume. Una recomendación general es consumir todo tipo de comidas pero en porciones pequeñas, siendo muy mesurados con los alimentos de alto valor calórico y más liberales con los alimentos de bajo contenido calórico.

El secreto está en ser muy disciplinados con la cantidad de comida que se consume de lunes a viernes, comer con más libertad el sábado, el domingo comer la mitad de lo que se comió el sábado y el lunes volver a la rutina de la disciplina.

Sabiendo que una alimentación saludable es solo la mitad de lo que se requiere para mantener un peso saludable, debemos completar un estilo de vida saludable practicando 30 minutos de actividad física programada cada día.

A diferencia de las innumerables dietas que existen en el mercado, todas ellas condenadas al fracaso a largo plazo, el mantener un estilo de vida saludable en la comida y en el ejercicio sí podrá durar toda la vida.

Internet tiene muchos sitios que permiten calcular el valor calórico de los alimentos. Una consulta con un profesional de la nutrición será también un paso muy útil en saber escoger los alimentos que consumimos.

NO TODOS LOS ALIMENTOS SON IGUALES

Un fenómeno muy interesante y muy negativo para la salud, producido en los últimos cien años, es el de la invención de los alimentos procesados.

Se denomina un alimento procesado a aquel que no se encuentra en la naturaleza y que ha sido fabricado artificialmente alterando física o químicamente un alimento natural. La razón de ser de los alimentos procesados y ultra procesados es "facilitarle la vida" a los consumidores convenciéndolos de que pasar por el supermercado o el restaurante de comida rápida y comprar un alimento en bolsa o en caja listo para ser puesto en el horno y consumido es mucho mas "moderno" y fácil que cocinar un platillo de comida natural.

Por ejemplo, la papa en su forma natural es un alimento que se encuentra en la naturaleza. Pero si esa misma papa es cortada en finas rodajas, es frita en aceite industrial rico en grasas trans, se le agregan varios productos químicos para darle color o sabor artificial y otros para evitar que se malogre y puedan ser envasada, almacenada y distribuida y encima se le agrega mucha sal para mejorarle el gusto, esa papa ya perdió su condición de alimento natural y se convirtió en una alimento procesado llamado "papa frita".

En los últimos cien años se han desarrollado miles de alimentos procesados, los cuales, por su bajo precio y su enorme mercadeo, se han convertido en aparentemente inocentes productos que salvan del apuro de preparar alimentos naturales y llenan los estómagos de millones de personas en el mundo entero.

Los alimentos procesados contribuyen al desarrollo de una serie de enfermedades en el ser humano. Su riqueza en azúcar promueve el sobrepeso y la obesidad, daña el hígado y altera el funcionamiento de la insulina. Su riqueza en sal favorece la retención de líquidos y produce presión arterial alta. La adición de diversos elementos químicos tales como saborizantes, conservantes y edulcorantes expone al organismo a innecesarios riesgos cuyo impacto, a largo plazo, es desconocido.

Otro problema es que esos alimentos procesados, por su bajo costo y su agradable sabor, son ampliamente consumidos por una gran proporción de la población, especialmente niños, quienes son víctimas de un implacable *marketing*.

Una recomendación simple pero efectiva es leer la etiqueta de uno de esos productos. Si encuentras algún ingrediente con un nombre químico que no puedes pronunciar, ese es un alimento procesado y no debes comprarlo.

Sin duda, los alimentos procesados se han desarrollado porque la vida en una sociedad moderna deja menos tiempo para preparar los alimentos naturales. Ya no hay tiempo para cocinar, no hay tiempo para hornear galletitas, no hay tiempo para hacer jugos o infusiones naturales; es mucho mas fácil ir al supermercado y volver con las bolsas llenas de alimentos procesados y bebidas azucaradas. Los niños se alegran, los padres se contentan y generaciones de familias van creciendo con la idea de que esa es la manera de vivir, que los alimentos procesados son una bendición y un adelanto y que el cocinar alimentos naturales es "retro" y es una actividad para algunas personas que tienen tiempo y ganas. Es más fácil ir al supermercado y comprar la comida casi hecha, para simplemente ponerla en el horno de microondas y comerla.

Algunos ejemplos de comidas procesadas que debemos evitar incluyen alimentos enlatados con grandes cantidades de sodio o grasa, panes y pastas hechos con harina blanca refinada en vez de granos enteros, productos envasados ricos en calorías, *snacks* como papas fritas y dulces, comidas congeladas con alto contenido de sodio, pasteles y galletas empaquetadas ricos en grasas trans, comida en caja lista para calentar con alto contenido en grasa y sodio, cereales azucarados y carnes procesadas como embutidos y perros calientes.

Y ni qué decir del invento de la comida rápida, un método de venta de alimentos que evita la espera y que satisface el método de vida moderno. Ir al restaurante de comida rápida, comprar rápido (incluso sin bajarse del carro) y luego comer rápidamente, ese es el modo en que se vive ahora. La multimillonaria industria de la comida rápida ha sabido llenar esa necesidad, el problema es que en ese proceso, ha inventado la comida chatarra, comida procesada rica en grasas y en azúcar.

El resultado es que en Estados Unidos, aproximadamente 70% de las personas adultas tiene sobrepeso y obesidad, y 30% de los niños ya tiene ese problema.

Una solución a este problema podría ser el regreso a una actividad que vi por primera vez en la ciudad en que crecí en el Perú en los años sesenta. En esa época ya las amas de casa tenían que salir a trabajar y no disponían del tiempo para cocinar diariamente y tampoco se encontraban alimentos procesados en los mercados del pueblo. Me acuerdo mucho que mi madre contaba de amigas que cocinaban dos o tres platillos diferentes el fin de semana y luego los congelaban para usarlos durante la semana. Dependiendo del tipo de alimento, un alimento congelado y preparado con ingredientes naturales es mil veces más saludable que un alimento procesado.

3

A mover el esqueleto

La importancia vital de entrenar para el partido…

El organismo humano esta "diseñado" para facilitar la actividad física del cuerpo. Nuestras extremidades inferiores son fuertes y gráciles y los músculos de nuestras piernas son los más poderosos del cuerpo. Desde el punto de vista de relación con nuestro medio ambiente, nuestro cuerpo está siempre preparado para movernos, para caminar, para correr, para hacer actividad física, no para estar sentados todo el tiempo.

A través de la historia, la actividad física ha sido constante compañera de la actividad humana. El sedentarismo como problema de salud pública ha surgido recién durante los últimos cien a doscientos años como consecuencia de la revolución industrial y la creación de trabajos de oficina en los que el ser humano está condenado a estar sentado la mayor parte del tiempo.

Como consecuencia de ese sedentarismo han surgido entonces el sobrepeso y la obesidad. Con esos cuerpos pesados y obesos han surgido entonces las llamadas enfermedades modernas: las enfermedades crónicas no trasmisibles, entre las que están las enfermedades del corazón, el cáncer y la diabetes.

VENTAJAS DEL EJERCICIO

La actividad física habitual tiene innumerables ventajas en la salud del ser humano. Numerosos estudios científicos han demostrado los enormes beneficios que brinda una actividad física regular. Luego de consultar varias fuentes confiables, he elaborado esta lista con algunos de los beneficios que brinda el ejercicio diario.

1. Control de un peso saludable

Aunado a una alimentación saludable, la actividad física programada es el mejor aliado de un programa para bajar de peso y mantenerlo en límites saludables. El ejercicio permite crear masa muscular y ayuda en la manera en que se queman las calorías en los tejidos. Hay que distinguir entre el ejercicio que se debe hacer para bajar de peso, de aquel que se debe hacer para mantener un peso saludable.

En general, se recomienda consultar con el médico para una evaluación general antes de iniciar un programa de ejercicios. Es importante darse cuenta que la actividad física debe manejarse del mismo modo en que se maneja un medicamento, es decir, debe ser "recetado" de acuerdo a las características de la persona. Una vez que el médico ha dado la luz verde para que la persona haga ejercicio, lo ideal es asesorarse con un entrenador profesional para decidir el tipo y la cantidad de ejercicio que se va a hacer diariamente. Si esto no fuera posible, se recomienda empezar con caminatas cortas, de 5 a 10 minutos diarios y llegar progresivamente a caminar a paso ligero durante 30 minutos diarios.

Si el objetivo es mantener el peso, se recomienda sumar un mínimo de 150 minutos semanales de ejercicio moderado (30 minutos de una enérgica caminata de lunes a viernes). Si eso no es posible, se recomienda hacer 75 minutos de ejercicio moderado intenso por semana (trotar 15 minutos de lunes a viernes o 25 minutos día por medio).

Si el objetivo es bajar de peso, la cantidad de ejercicio necesaria será mayor que la aconsejada para mantenerlo y debe estar siempre asociada a una alimentación saludable.

Es muy importante recordar que tanto para mantener un peso saludable, como para bajarlo, la cantidad de ejercicio que se necesita es diferente para cada persona. No será sino hasta que empecemos un programa de ejercicio regular y lo mantengamos como parte de un estilo de vida saludable que sabremos exactamente cuál es la cantidad de ejercicio que nuestro organismo necesita.

2. Prevención del síndrome metabólico

Si bien es cierto que en la antigüedad es posible que existiera, este asunto del síndrome metabólico que afecta a millones de personas es un problema de la vida moderna.

Imaginemos a una persona que tenga las siguientes características: tiene una gordura mas pronunciada en el vientre, tiene la presión alta, tiene el colesterol malo y los triglicéridos muy altos y encima tiene el azúcar de la sangre elevado. Ese es el síndrome metabólico, una condición muy relacionada a los hábitos de vida no saludables —la mala alimentación y la falta de ejercicio— y que predispone enormemente a la diabetes, al cáncer y a las enfermedades del corazón.

Repetidos estudios han demostrado que la frecuencia del síndrome metabólico es más baja cuando una persona tiene la costumbre de hacer 30 minutos de actividad física moderada todos los días.

3. Prevención del cáncer

Los estudios científicos han demostrado una clara relación entre la falta de actividad física por sí misma, como factor independiente de la obesidad, con el desarrollo del cáncer del colon o intestino grueso y de mama. Para otros dos tipos de cáncer, el de pulmones y del endometrio (capa interna del útero), la evidencia está aún en pleno desarrollo pero los resultados apuntan a demostrar que el ejercicio es beneficioso en la prevención de esos cánceres.

Además de la prevención del cáncer, el ejercicio ha demostrado beneficioso en la persona a quien ya se le ha diagnosticado esa enfermedad. El ejercicio diario, muy probablemente a través de la liberación de las endorfinas u hormonas cerebrales naturales del placer, hace que las personas toleren mejor sus tratamientos y disminuya el estrés que causa la enfermedad.

4. Salud mental más equilibrada y buen humor

Uno de los mayores beneficios que brinda la actividad física diaria es su acción sobre la salud mental. Condiciones tales como la ansiedad crónica, la depresión y el estrés pueden beneficiarse de la práctica del ejercicio diario como parte de un tratamiento médico psiquiátrico. El ejercicio hace que el cerebro produzca endorfinas, sustancias químicas emparentadas al opio y la morfina, que han sido bautizadas como las hormonas naturales del placer. Es por eso también que el ejercicio es capaz de mejorar el humor de una persona, usándose mucho para el manejo del estrés. Y como si eso fuera poco, algunas investigaciones han demostrado que el ejercicio diario es capaz de mejorar la lucidez mental, el juicio y el aprendizaje de la persona que practica de 15 a 30 minutos de actividad física diaria. Esto es importante a medida que nos aproximamos a los años maduros de nuestra vida, época caracterizada por una natural disminución de las actividades mentales superiores.

5. Huesos más fuertes y menos dolores en las coyunturas

El sistema esquelético esta conformado por los huesos que brindan soporte, las articulaciones o coyunturas que brindan la capacidad de mover el esqueleto y los músculos y tendones, que brindan la energía necesaria para moverse. Los tres tipos de estructuras se activan durante el ejercicio y es bien sabido que órganos que se usan, son órganos que van a conservar su función natural, especialmente a medida que envejecemos. El tener el sistema esquelético activo va a permitir que esa delicada maquinaria esté siempre "aceitada" haciendo que disminuyan los dolores articulares producidos por las artrosis o artritis del envejecimiento, que los tendones y ligamentos estén siempre elásticos y que los músculos estén fuertes y listos para contraerse. El dolor de cintura crónico, tan frecuente en la gente, puede aliviarse mucho solamente haciendo los ejercicios adecuados.

Al activar los músculos y los huesos, el ejercicio disminuye la pérdida de calcio de los huesos, previniendo la tan temida osteoporosis o debilitamiento de los huesos que predispone a las fracturas. También el mantener un sistema esquelético "bien aceitado" va a permitir que las personas de edad mantengan el equilibrio al caminar y con esto se eviten las tan temidas caídas.

Como consecuencia de esos dos beneficios, recientes investigaciones han demostrado que una persona que hace 30 minutos de actividad física diaria tiene menos riesgo de sufrir una fractura de cadera, condición muy grave entre los ancianos.

Para que el sistema esquelético obtenga los mayores beneficios del ejercicio, este debe incluir los dos grandes tipos de actividad física: los ejercicios aeróbicos (correr, nadar, bailar) y anaeróbicos (levantar pesas, estiramientos musculares).

6. Mayor energía durante el día

El ejercicio es uno de los mejores estimulantes naturales que existen. A través del sistema de las endorfinas y complementado por una mayor circulación sanguínea cerebral y pulmonar, una mejor función respiratoria y una mejor oxigenación de los tejidos, el ejercicio aumenta el nivel de energía del cuerpo, dándonos mayor vigor y ganas de completar nuestras actividades.

Esto es especialmente importante para devolverle la energía a la mujer que está pasando por la premenopausia y la menopausia, etapas de la vida caracterizadas por una incapacitante falta de energía. Muchas de mis pacientes con menopausia se sorprenden cuando les digo que el ejercicio diario las va a vigorizar y devolverles las ganas de hacer cosas. Ellas dicen, "Ay doctor, ¿cómo va a ser eso posible si estoy que me caigo a pedazos y no puedo ni mover un dedo?". Después de intentarlo, muchas de ellas regresan sorprendidas diciendo que es increíble la energía que el ejercicio diario les ha devuelto a sus vidas.

7. Dormir mejor

Otra ventaja extraordinaria del ejercicio es que nos permite dormir mejor. El cansancio muscular originado por el ejercicio es una forma natural de agotamiento que rinde sus frutos al irnos a la cama. Esto es muy importante cuando consideramos los recientes informes que dicen que las personas que usan pastillas para dormir tienen mayor riesgo de morir por diversas enfermedades comparadas con las personas que no toman esas pastillas.

Esto es muy importante para los niños y si no, recordemos cuando salimos de vacaciones y pasamos el día en caminatas y actividades físicas, ¿recuerdas cómo duermen los niños? Como verdaderos angelitos.

8. Una mejor vida sexual

Al mejorar la circulación de la sangre, obtener y mantener un peso saludable y sentirse más relajada, la persona se siente mejor y desarrolla sentimientos de mayor autoestima. Sin duda que esas características positivas mejoran las relaciones emocionales con la pareja, lo cual conduce a una mejor vida sexual. Recordemos que para que exista una vida sexual plena, tanto el cuerpo como la mente tienen que estar en buen estado. El ejercicio diario activa y preserva ambas esferas, siendo el resultado una mayor satisfacción con la vida sexual.

La actividad física diaria puede aumentar el deseo sexual en las mujeres y disminuir la disfunción eréctil en los varones.

9. Hacer ejercicio es muy divertido

La actividad física diaria programada debe incluir diversos tipos de rutina de ejercicios. Al preguntársele a las personas que ya están habituadas al ejercicio diario, cuál es en su opinión la principal razón por la que hacen actividad física, casi todas coinciden en responder que lo hacen porque les gusta, porque se sienten bien, porque gozan cada minuto de sus ejercicios y porque es divertido hacerlo. Aquellas personas que hacen ejercicio por obligación sin divertirse haciéndolo, es probable que no duren en el intento. Como todo en la vida, el hacer algo que a uno le gusta es el secreto de la continuación.

10. Vivir por más tiempo y con mayor calidad

Por último, diversos estudios han demostrado que las personas físicamente activas viven más tiempo y con más calidad que aquellas personas sedentarias. Por todas las razones expuestas anteriormente, se ha demostrado que una persona que hace por lo menos siete horas de ejercicio a la semana vive un 40% más de tiempo que una persona que solo hace 30 minutos de actividad a la semana.

Lo maravilloso del ejercicio es que es para todos. Niños, jóvenes, adultos mayores y "mucho mayores" se benefician, lo mismo que hombres, mujeres y gente de toda raza y condición social. Muchas veces no es necesario invertir en costosos equipos o membresías en exclusivos clubes, así como tampoco tener un entrenador personal. Para hacer ejercicios muchas veces solo hacen falta un par de cómodos zapatos y las ganas de sentirse bien.

TIPOS DE ACTIVIDAD FÍSICA

La actividad física, o ejercicio, es de dos grandes tipos, diferentes como el día y la noche: actividad física *aeróbica* y actividad física *anaeróbica*, términos que se refieren al modo en que el cuerpo obtiene la energía para hacer ejercicio.

Los órganos que hacen posible los movimientos del cuerpo son los músculos, órganos que para producir la energía que necesitan en su movimiento deben "quemar algún tipo de combustible". Pues *dependiendo del tiempo* que dure el ejercicio, el músculo usa dos tipos de "combustible".

Para ejercicios de larga duración y que requieren un aumento de la frecuencia de la respiración y de la circulación de sangre (como correr, por ejemplo), los músculos usan el oxigeno como combustible. La "quema" de ese oxigeno hace que se formen dos sustancias: el bióxido de carbono que se elimina con la respiración y el agua que se elimina por los riñones. Este tipo de generación de energía se llama aeróbica (de *aerobio* que significa uso de aire en el metabolismo).

Por otro lado, para ejercicios cortos (menos de 3 minutos) e intensos (que requieren mucho esfuerzo muscular) el músculo no usa el oxigeno como combustible sino un azúcar simple llamada glucosa. Este tipo de metabolismo se llama anaeróbico ("an" significa "en ausencia de"). La "quema" de glucosa genera ácido láctico, una sustancia muy peligrosa para el músculo porque cuando se acumula, puede producir severos calambres.

En resumen, los ejercicios son de dos tipos: los cortos e intensos que no requieren oxígeno (anaeróbicos) y los duraderos y menos intensos y que sí requieren oxígeno. Obviamente, estos dos tipos de ejercicios no son excluyentes, lo cual significa que ambos pueden producirse en el mismo momento.

Algunos ejemplos de ejercicios aeróbicos son el correr, el nadar, el jugar fútbol, basquetbol o el andar en bicicleta.

Algunos ejemplos de ejercicios anaeróbicos son el levantar pesas, el salto en alto, la gimnasia en barras o taburetes, etc.

¿CUÁNTO TIEMPO DE EJERCICIO NECESITO?

Existen múltiples estudios científicos que han demostrado el beneficio de mantener un estilo de vida saludable que incluya la actividad física. La actividad física, aunada a una alimentación saludable ayuda a mantener un peso saludable y ya hemos visto en los capítulos anteriores cómo el mantener un peso saludable es clave para prevenir una serie de enfermedades crónicas entre las que están el cáncer, la diabetes y las enfermedades del corazón.

La recomendación clásica, proveniente de los Centros para el Control y Prevención de las Enfermedades de Atlanta, es que una persona debería hacer por lo menos 30 minutos diarios de ejercicios, aeróbicos y anaeróbicos. Un reciente estudio ha encontrado sin embargo que tan poco como 15 minutos diarios podrían también ayudar a mantener un peso saludable y evitar la muerte prematura debida a una enfermedad crónica. Según el estudio, aquellas personas que hicieron ejercicio por 15 minutos diarios, redujeron las tasas de mortalidad en un 14% y vivieron por tres años más que aquellos que no hicieron ejercicio. Lo interesante del estudio, hecho por investigadores del hospital MD Anderson en Texas es que a mayor cantidad de tiempo haciendo ejercicio, mayores también las reducciones en las tasas de mortalidad y en el aumento de la sobrevida. Por cada 15 minutos extra de ejercicio, la mortalidad se reducía en un 4%.

EJERCICIOS DURANTE LA NIÑEZ

Es muy importante que los niños hagan ejercicio diario, una actividad que, lastimosamente, en muchos lugares del mundo se está dejando de lado por el creciente uso de computadoras y juegos electrónicos por parte de los pequeños. Como consecuencia de esa falta de actividad física, la obesidad infantil se esta convirtiendo en un serio problema de salud pública, tanto en países pobres como en países ricos. La eliminación de las clases de educación física en Estados Unidos y otros países ha agravado el problema. Pero el sedentarismo no es la única causa del aumento de la obesidad en los niños; otras causas las constituyen el medio ambiente, la herencia, los patrones de alimentación y la posición socioeconómica de la familia.

Con relación al medio ambiente en el que viven los niños, por ejemplo, ¿te has dado cuenta de cómo ha aumentado el número de restaurantes de comida rápida en los vecindarios de las ciudades? Ese fenómeno se ha producido tanto en países ricos como en países pobres. Esa enorme oferta de comida chatarra, que lamentablemente es barata, hace que muchos padres abusen de este tipo de comida en la alimentación de sus hijos. Muchos padres, especialmente los hispanos inmigrantes en Estados Unidos, salen a trabajar desde muy temprano y llegan a casa a la hora de la cena. Apurados por no haber tenido tiempo para cocinar, recurren a la comida rápida para reemplazar una alimentación saludable. Las pizzas, salchichas, hamburguesas y papas fritas se vuelven una rutina en la alimentación de chicos y grandes en la casa. El resultado es la obesidad familiar. Sabiendo que en la actualidad la mitad del dinero que se gasta en comida es gastado en comer fuera de la casa, es importante saber escoger el lugar en que se debe comer.

Las sodas o bebidas gaseosas representan otro peligro muy grande para mantener un peso saludable. La cantidad de azúcar que contienen las sodas es tremendamente alta. Una lata de soda de 12 onzas tiene alrededor de 11 cucharaditas de azúcar y 140 calorías. Una botella de 20 onzas tiene casi 20 cucharaditas de azúcar y 240 calorías, mientras que uno de esos enormes vasos de soda de 32 onzas tiene mas de 30 cucharaditas de azúcar y 380 calorías. Se calcula que uno de cada cinco niños obesos ha llegado a ese punto por abusar de las bebidas gaseosas. Recientes estudios han demostrado también que el jarabe de maíz rico en fructosa que se usa en las sodas puede ocasionar daño en los riñones y aumentar la presión arterial.

REGLAS PARA HACER EJERCICIOS

Se supone que los ejercicios están destinados a mejorar la salud de una persona y no a desmejorarla. Los ejercicios deben adecuarse a la edad, al estado físico y a la salud de una persona. Recuerdo el caso de una paciente que raramente andaba en bicicleta, pero cuyo esposo era un ciclista experimentado. Un buen día decidieron que ella también debería practicar ciclismo y salieron juntos a recorrer la ciudad en bicicleta. Después de casi cuatro horas de pedalear por la ciudad, regresaron a casa felices y contentos del logro de la mujer, quien había gozado del día y de la compañía de su esposo. Al día siguiente, me contaba la paciente, no podía levantarse de la cama; tenía un dolor tan intenso en todo el cuerpo, que le fue imposible ir al trabajo por tres días. Tuvo que ir a la sala de emergencias del hospital.

Este es un caso en que el ejercicio exagerado causó daño en el organismo de una persona. La idea es que el ejercicio se dosifique como se dosifica una medicina. Sabiendo que la aspirina es buena para controlar el dolor, a nadie se le ocurriría tomarse treinta pastillas, pensando que eso ayudaría más. Ese exceso de aspirinas sería tóxico. Del mismo modo, el exceso de ejercicio puede también "intoxicar" el organismo. Es más, existe una especialidad de la medicina llamada medicina física y de rehabilitación que, entre otras cosas, prescribe o receta diferentes tipos y dosis de ejercicios para diferentes tipos de enfermedades.

Al iniciar un programa de ejercicios es importante tener en cuenta los siguientes consejos. En primer lugar nunca empieces a hacer actividad física sin hacer un breve calentamiento y estiramiento de músculos. Esto prevendrá las lesiones de los músculos y los tendones. En segundo lugar, es importante que los primeros días hagas ejercicios por cortos periodos de tiempo, incrementando su duración progresivamente. No hay que cometer el error de la paciente que mencioné antes, especialmente por que durante el ejercicio exagerado del primer día no se sienten los síntomas pero el pago es al día siguiente. Es importante también conocer los propios límites y no exagerar en la intensidad del ejercicio. Es mejor hacer poco pero constante, que exagerar y lesionarse.

Pero quizás el punto más importante a la hora de iniciar y mantener un programa de ejercicios es estar atentos y saber escuchar al cuerpo. Dejar de hacer ejercicio si se presenta un dolor o una incomodidad física puede ser la diferencia entre el goce de hacer ejercicio y un serio problema de salud.

Por ultimo, si estás pensando iniciar un programa de ejercicios, es muy importante desarrollar el hábito de hacerlo todos los días, aunque sea por cortos periodos de tiempo. Es mas fácil que una costumbre diaria se convierta en un habito duradero. Es muy importante también practicar una variedad de ejercicios. Muchas personas abandonan la actividad física por que "se cansan" de su única rutina. El saber combinar el ejercicio en ambientes cerrados con los ejercicios al aire libre es un secreto importante para mantenerse físicamente activo haciendo lo que a uno le gusta.

4

Fumando espero

Hay que tener los pulmones limpios para correr
los 90 minutos del partido…

En términos de salud pública, no hay duda de que uno de los inventos más destructivos para la salud del ser humano es el cigarrillo.

Se calcula que solo en Estados Unidos, cada año mueren 440.000 personas por alguna enfermedad relacionada con el cigarrillo; eso equivale a 1.200 muertes por día o, lo que es lo mismo, 50 personas por hora. Ese es un número extraordinariamente alto de muertes causadas por un simple producto. ¿Te imaginas que tres jumbo jets cayeran diariamente matando a todos sus pasajeros? Pues ese es el equivalente al número de muertes que causa el cigarrillo solo en Estados Unidos. En el mundo, ya son 6 millones los seres humanos que mueren cada año por fumar cigarrillos.

¿Pero cómo es que la sociedad ha llegado al punto de permitir una situación como esta? ¿Cómo es que se permite que un producto tan nocivo siga siendo comercializado y se permita su propaganda? Muchos niños de la escuela primaria me han hecho esas mismas preguntas a boca de jarro: "Si el cigarrillo es tan malo como usted dice doctor, ¿por qué los gobiernos permiten que se siga vendiendo?".

La respuesta es muy complicada e incluye asuntos de política, economía y salud.

EL DESCUBRIMIENTO DEL TABACO

La historia se inicia con Cristóbal Colón y sus tres carabelas. Cuenta el mismo Colón en su diario que al llegar a las islas Guanahaní, los indígenas lo saludaron llevándole, entre otras cosas, "unas hojas secas" que según sus crónicas, "debían ser cosa muy apreciada por ellos". Esas hojas secas eran hojas de tabaco. Días después, los marineros Rodrigo de Jerez y Luis de Torres describen que los indígenas "chupan o sorben o reciben con el resuello para adentro el humo de sus tabacos, con el cual se adormecen las carnes y casi emborracha, y así dice que no sienten el cansancio".

Solo fue cuestión de tiempo que el tabaco llegara a Europa en donde su consumo fue rápidamente adoptado por el público. Lo interesante es que el consumo de los productos de tabaco era diferente en las clases sociales. Los pobres lo fumaban en forma de pipas o cigarros; los ricos usaban el rapé o tabaco molido. El rapé es tabaco molido, humedecido y aromatizado con menta, canela u otro sabor. Al parecer, la aspiración del polvillo del tabaco origina un rápido estímulo por la nicotina del tabaco.

Durante mas de cuatro siglos, el consumo de tabaco no causó mayores problemas en la salud de sus usuarios. Lo que sí se observó desde esas épocas fue un profundo rechazo por parte de las personas que no fumaban o que no usaban el rapé. Se dice que el Papa Urbano VIII amenazaba con excomulgar a los que usaban el rapé, mientras que el Zar Miguel de Rusia decretó que debía cortársele la nariz a los que usaban el rapé.

EL INVENTO MÁS LETAL EN LA HISTORIA
DE LA SALUD PÚBLICA

Me atrevo a decir que el uso del tabaco no hubiera producido mayor problema en la salud pública si no se hubiera inventado el producto más letal en la historia: el cigarrillo.

A pesar de que una forma muy cruda y artesanal de cigarrillos existió desde principios del siglo XVII, la máquina de fabricar cigarrillos fue inventada por James Bonsack en Estados Unidos en 1880. De un día a otro, esa máquina cambió para siempre la salud pública mundial.

Los pocos cigarrillos que se consumían a fines del siglo XIX se fabricaban a mano y un obrero muy calificado solo podía producir cuatro cigarrillos por minuto; la máquina de Bonsack empezó a fabricar nada menos que doscientos cigarrillos por minuto.

De un momento a otro, los almacenes de los fabricantes de cigarrillos se empezaron a llenar con millones de unidades y había por lo tanto que venderlas.

LAS PRIMERAS CAMPAÑAS DE *MARKETING*

En 1864 una compañía norteamericana producía ya 20 millones de cigarrillos al año, los cuales se vendían en suaves envoltorios que dañaban los cigarrillos. Es por eso que en 1875 algunas compañías empezaron a colocar cartulinas firmes adornadas con fotografías (*picture cards*) en ambos lados del paquete para de esa manera conservar mejor la forma de los cigarrillos.

La imaginación de los profesionales del *marketing* llevó a poner fotografías de boxeadores, actores, actrices, jefes de tribus indias y deportistas en esas tarjetas —tarjetas que en poco tiempo se convirtieron en objetos de intercambio muy populares. Se piensa que esta fue la idea más brillante en la historia del *marketing* del cigarrillo. Todo el resto se construyó sobre los cimientos de estas pioneras campañas de publicidad.

Una vez producidos en cantidad, los grandes comerciantes de tabaco de Carolina del Norte, diseñaron astutas campañas de *marketing* para vender sus productos y así es como empezaron las primeras alianzas comerciales entre los fabricantes de cigarrillos y los deportistas primero y los artistas del cine después.

En 1886 la compañía Duke empieza a producir los cigarrillos Cameo, los primeros cigarrillos ex profesamente dirigidos a la mujer.

Hay que ser justos. Salvo el sentido común y el rechazo al olor del humo de los fumadores, en esa época no había documentación sólida de que el cigarrillo era nocivo para la salud. A pesar de eso, en 1901, cuarenta y tres de los cuarenta y cinco estados que existían en esa época tenían severas disposiciones para controlar el uso del cigarrillo en sus jurisdicciones.

En 1901, solo en Estados Unidos, se vendían ya 3.500 millones de cigarrillos y 6 mil millones de cigarros lo que hacía que cuatro de cada cinco hombres norteamericanos fumara diariamente. El problema empezaba…

TODA UNA GENERACIÓN DE ADICTOS REGRESA DE LA PRIMERA GUERRA MUNDIAL

Durante la Primera Guerra Mundial, los soldados en las trincheras recibían lo que se vino a llamar la "ración del reservista", la cual, además de tocinetas, carne enlatada y galletas, incluía doce gramos de tabaco y diez papeles para enrollar cigarrillos. Esto hizo que miles de soldados regresaran de la guerra adictos a la nicotina, adicción que, una vez terminada la guerra, los hizo seguir fumando por el resto de sus vidas.

Todas estas consideraciones históricas son importantes para entender por qué en el siglo pasado el consumo del cigarrillo era considerado una actividad social "normal" y cómo fue posible que, durante los primeros cincuenta años de ese siglo, la prevalencia del consumo del cigarrillo alcanzara a un increíble 70% de la población. Todo el mundo fumaba y en todas partes se fumaba. El cigarrillo era parte de la vida.

LA SALUD O EL CIGARRILLO…

Siempre se sospechó que el cigarrillo era nocivo para la salud pero a la ciencia le tomó mas de cien años el demostrarlo sin lugar a dudas.

El Dr. Alfred Ochsner, uno de los cirujanos de cáncer más prominentes del siglo pasado y ex presidente de la Sociedad Americana del Cáncer, contaba cómo siendo todavía un estudiante de medicina en 1919, un profesor de patología lo llamó a ver "un extraño caso", el cual probablemente "no vería mas" en el resto de su vida: un cadáver con cáncer de pulmón. Cuenta el Dr. Ochsner cómo, ya siendo un experimentado cirujano, empezó a ver decenas y decenas de casos de cáncer de pulmón en pacientes, la gran mayoría de ellos fumadores.

Fue precisamente en 1938, en una reunión de la Sociedad Americana de Cirujanos que el Dr. Ochsner y el Dr. Michael De Bakey (uno de los cardiólogos mas importantes de la historia) reportaron por primera vez que el cigarrillo causaba cáncer de pulmón. Por increíble que parezca, sus propios colegas médicos se burlaron de ellos y el progreso se retrasó.

Fue recién en 1950 que los doctores Wynder y Graham publicaron en la *Revista Médica de Norteamérica* el estudio más importante sobre la relación entre el fumar cigarrillos y el cáncer de pulmón. Ellos analizaron los datos de miles de personas de diversas regiones de Estados Unidos y demostraron sin duda que el fumar cigarrillos le había causado cáncer a 684 personas.

Ante la contundencia de ese estudio y de muchos otros que fueron publicándose posteriormente, la industria del tabaco organizó el llamado Instituto del Tabaco, una organización que empleó a científicos y políticos, cuya única misión fue desacreditar cada estudio que iba apareciendo.

El gran cambio empezó recién el 11 de enero de 1964, cuando el entonces Cirujano General de Estados Unidos, Luther Terry, dio a conocer en la televisión nacional su informe *Tabaco y Salud: Reporte del Comité Asesor*, en el cual se hacía un resumen de todos los artículos publicados hasta ese momento que documentaban la relación entre fumar cigarrillos y diversas enfermedades. En 1965 las tabacaleras fueron obligadas a imprimir advertencias en los paquetes de cigarrillos y, en el año 1971, se prohibió la propaganda de cigarrillos en radio y televisión.

Progresivamente, en los años setenta y ochenta, empezó en Estados Unidos el movimiento para proteger el aire de las personas que no fuman y se prohibió fumar en vehículos de transporte público, aviones y lugares cerrados de trabajo. En los años noventa empiezan las campañas para prohibir fumar en bares y restaurantes y las agresivas campañas educativas dirigidas a prevenir que los niños y adolescentes empiecen a fumar.

Pero era necesaria una lucha mundial y esa llegó el 21 de mayo de 2003, fecha en que se firma el Convenio Marco para el Control del Tabaco en las Naciones Unidas. Ese convenio se ratificó el 27 de febrero de 2005 y, gracias a él, hoy en día se aplican políticas de control del tabaco uniformes en todos los países del mundo.

En la actualidad se ha conseguido que por lo menos en Estados Unidos, el fumar cigarrillos ya no sea percibido como una actividad normal. En este país, el fumar cigarrillos es ahora socialmente inaceptable, excepto obviamente que el fumador lo haga a solas y sin atentar contra la salud de inocentes personas que puedan respirar un aire contaminado por el humo de su cigarrillo. En otras palabras, en Estados Unidos se ha conseguido que la libertad del fumador termine en donde empieza la nariz de la persona que no fuma.

A pesar de ese adelanto, cada año mas de 6 millones de personas mueren todavía en el mundo por fumar cigarrillos, 440.000 de ellas en Estados Unidos.

UNA BREVE HISTORIA DEL CIGARRILLO Y LAS MUJERES...

Tradicionalmente, el consumo del tabaco fue una actividad masculina. Desde el tiempo del rapé, las pipas y el cigarro, fueron siempre los hombres los únicos que fumaron. Obviamente, esta situación no era del interés de la industria del tabaco, la que en su afán de ampliar sus ventas trató siempre de hacer que las mujeres empezaran a fumar.

Desde 1886, en que se introdujo la marca Cameo, se buscó siempre atraer al mercado femenino. En 1927 la marca Lucky Strike empieza una campaña dirigida a la mujer con el eslogan "fúmate un cigarrillo en vez de comerte un dulce". Esa campaña fue tan exitosa que entre 1925 y 1935 la prevalencia de fumar cigarrillos entre las adolescentes se triplicó y los cigarrillos Lucky Strike capturaron el 38% del mercado.

Pero fue en 1968 que se produjo el gran vuelco en el consumo de cigarrillos por parte de las mujeres, sobre todo las mujeres jóvenes: la compañía Philip Morris empezó la campaña más exitosa dirigida hacia ellas, la marca Virginia Slims, en la que el lema era: "Busca tu verdad". El tema general de la campaña era apelar a la liberación femenina, tan popular en los años sesenta y setenta. En ese sentido, uno de sus lemas más controversiales fue el utilizado en 1971, en el que se anunciaba que "Hacemos 'Virginia Slims' especialmente para las mujeres, porque son biológicamente superiores a los hombres".

El resultado de esa y otras campañas de la época hizo que muchísimas mujeres jóvenes empezaran a fumar, acción que logró a fines de los años ochenta un hecho insólito en el campo de la salud: el cáncer de pulmón sobrepasó al cáncer de mama como la primera causa de muerte en Estados Unidos. Muchas feministas aseguran con cierta sorna que una de las igualdades que logró la mujer al responder a la campaña de la industria del tabaco fue morir de la misma causa que el varón: el cáncer de pulmón…

LA COMPOSICIÓN DEL CIGARRILLO

Un cigarrillo es muy simple en su composición: tiene hojas de tabaco molido, papel de envoltura y un filtro (agregado en los años sesenta para engañar al público y hacerle creer que el cigarrillo era más seguro). Lo cierto es que el tabaco, que tiene cientos de ingredientes naturales en su composición, no es puro sino que esta químicamente procesado para lograr el "mejor sabor", el "mejor olor" o el "mejor aspecto" y que arda de forma pareja. No se sabe el número exacto de ingredientes que se agregan en la manufacturación del cigarrillo pero sin duda tiene muchos elementos peligrosos. Se calcula que hay más de 4.000 sustancias químicas, 250 de ellas causantes de cáncer, presentes en el humo del cigarrillo.

Tres son los elementos más tóxicos del cigarrillo: la brea o alquitrán, el monóxido de carbono y la nicotina.

La nicotina es la sustancia adictiva del cigarrillo, es la causante de que un fumador no pueda dejar de fumar a pesar de que daría su vida por hacerlo. Se piensa que la nicotina es más adictiva que la cocaína y la heroína y que es más fácil que una persona adicta a alguna de esas altamente adictivas drogas las deje a que deje de fumar.

El monóxido de carbono es un gas muy tóxico y venenoso que se produce al quemarse el tabaco en el cigarrillo. Este gas se concentra en la sangre y disminuye la concentración de oxígeno en los tejidos del organismo, provocando daño en delicados tejidos del corazón, los ojos y el cerebro.

La brea o alquitrán, la misma sustancia que se usa para el asfaltado de las carreteras, es la causante del cáncer. Experimentos en ratones han demostrado que si se unta diariamente con alquitrán el lomo de un ratón, se produce cáncer en la zona afectada.

ENFERMEDADES ASOCIADAS AL CONSUMO DEL CIGARRILLO

Si pensabas que el cáncer es la principal enfermedad asociada al cigarrillo estás equivocado. De cada cien muertes provocadas por el fumar cigarrillos, solo treinta son por cáncer. La gran mayoría, el 60%, son por enfermedades del corazón y el 10% restante por enfermedades crónicas del pulmón.

Las enfermedades cardiovasculares causadas por el cigarrillo incluyen los derrames cerebrales, los infartos cardiacos, presión arterial alta o hipertensión, y la enfermedad de las arterias de las piernas, de los ojos y del pene. Una de las peores combinaciones que se encuentra en medicina es la de la diabetes y el cigarrillo. Y esto porque la diabetes es una enfermedad que tiene una gran predisposición a causar enfermedades de las arterias, incluyendo por supuesto las arterias coronarias, las de los ojos, del pene y de las piernas. Es muy fácil entonces imaginarse lo que sucede cuando un diabético tiene adicción a la nicotina y fuma cigarrillos; los daños se potencian.

Por su parte, la lista de cánceres causados por el cigarrillo es impresionante y va mucho más allá del cáncer de pulmón que es el tipo de cáncer más frecuentemente asociado al consumo del cigarrillo. La lista incluye los cánceres de: labios, encías, lengua, amígdalas, úvula, nariz, senos paranasales, garganta, laringe, tráquea, pulmón, esófago, estómago, páncreas, intestino grueso, riñón, vejiga, ovarios (cáncer mucinoso), cuello del útero y leucemias mieloides agudas.

Además de las enfermedades causadas al fumador mismo, el humo que sale del cigarrillo puede afectar la salud de personas inocentes. El llamado humo "de segunda mano" está asociado a diversas enfermedades en los niños: bronquitis, asma y otitis (infecciones de los oídos). Se calcula que cada año, solo en Estados Unidos, mueren 3.400 personas por cáncer de pulmón asociado al humo "de segunda mano". Cada año, el humo "de segunda mano" del cigarrillo causa también la muerte de 46.000 personas no fumadoras por enfermedades del sistema cardiovascular.

Además de las enfermedades producidas por el tabaco, el cigarrillo causa también una serie de problemas de salud, todos ellos no menos importantes. Dientes amarillos, enfermedades de las encías (gingivitis), mal aliento y arrugas en la piel. Se calcula que la incidencia de disfunción eréctil (impotencia) es mayor en un 85% en los fumadores, comparados con los no fumadores.

EL CIGARRILLO Y LOS NIÑOS

Los niños constituyen el blanco preferido de las campañas de *marketing* de las compañías tabacaleras. Es más, los documentos internos de la industria del tabaco han revelado que sus ejecutivos usaban el termino "reemplazos" para referirse a los niños. Y esto porque una vez muerta la persona fumadora, había que "reemplazarla" con un nuevo consumidor, y qué mejor que un niño.

A pesar de todas las campañas educativas, se calcula que en Estados Unidos todos los días 3.800 niños fuman su primer cigarrillo, 1.000 de los cuales quedan adictos a la nicotina por el resto de sus vidas. Se calcula que 80% de aquellos que fuman durante la escuela secundaria seguirán haciéndolo hasta su adultez. Según un reciente reporte del Cirujano General de Estados Unidos, el uso del cigarrillo frena el desarrollo de los pulmones en adolescentes, causa ya daño en su sistema cardiovascular y reduce su capacidad respiratoria. El problema de los escolares que fuman es tan severo que el mencionado reporte del Cirujano General de Estados Unidos dice que 600.000 niños de la escuela primaria y 3 millones de niños de la escuela secundaria ya están fumando cigarrillos.

Ese hecho es, por sí mismo, un reto para los investigadores. Averiguar por qué un niño que en sus primeros años de vida repetía constantemente que el cigarrillo era malo y que causaba enfermedades, que decía que nunca iba a fumar y que no dejaba de molestar a sus padres o familiares para que dejaran de fumar, empieza a fumar al llegar a los doce o trece años.

De acuerdo al Cirujano General, el ejemplo de los padres es probablemente el factor más importante en decidir si el niño va a ser o no un fumador. Un padre o una madre que fuma no puede decirle a sus hijos que el cigarrillo le va a causar daño.

QUERER DEJAR DE FUMAR

Se calcula que el 95% de los fumadores quisieran dejar de fumar y que todo fumador ha intentado dejar de fumar por lo menos una vez en la vida. A pesar de esos esfuerzos, al fumador le es muy difícil dejar el cigarrillo porque su adicción a la nicotina le impide hacerlo.

Se define como adicción a la condición que crea una sustancia en una persona y que tiene las siguientes características:

- Estar constantemente preocupado por conseguir más de la sustancia que causa el abuso.
- Querer usar mayor cantidad de esa sustancia.
- Necesitar usar mayor cantidad de la sustancia para conseguir el mismo efecto (tolerancia).
- Desarrollar síntomas cuando hace falta la sustancia (síndrome de abstinencia).
- Usar la sustancia para aliviar el síndrome de abstinencia.
- Haber tratado múltiples veces de dejar de usar la sustancia.
- Usar la sustancia en momentos inadecuados (en el trabajo por ejemplo).
- Usar la sustancia a pesar de su interferencia con las rutinas diarias y las actividades sociales, ocupacionales o recreativas.
- Usar la sustancia a pesar de haber sufrido problemas sociales, legales, emocionales o físicos por el uso de la sustancia.

La nicotina del cigarrillo cumple todas esas condiciones.

Como en toda adicción, lo primero que tiene que hacer un fumador para dejar el cigarrillo es darse cuenta de que tiene un problema y querer hacerlo. Sin ese deseo honesto y genuino de dejar el cigarrillo, le será imposible dejarlo.

Muchos fumadores, que no están realmente convencidos de que quieren dejar de fumar, van a la consulta médica con la esperanza de que se les recete algún producto que "los haga dejar de fumar". Si el profesional de la salud se limita a recetar algún chicle, un parche o una medicina, el tratamiento será un fracaso. Y esto porque no se ha inventado todavía el producto que haga desaparecer la adicción a la nicotina en un fumador que no está genuinamente motivado a dejar de fumar. Hay fumadores que fuman masticando el chicle para dejar de fumar.

Por otro lado, si el fumador está realmente interesado y quiere dejar de fumar, la cosa será mucho más fácil y existe toda una línea de productos que podrá ayudarlo.

Si este fumador motivado recae a pesar de todo su esfuerzo, es posible seguir ayudándolo porque se ha calculado que el numero de veces que un fumador necesita intentar dejar de fumar antes de conseguirlo para siempre es de once.

PLAN PARA DEJAR DE FUMAR

Preparación

1. Muchos expertos aconsejan imprimir una lista de las razones por las que se quiere dejar de fumar y ponerla en los lugares en que normalmente están los cigarrillos (bolsillo, gaveta, automóvil). Algunas de esas razones pueden ser por ejemplo:

    ◆ Me sentiré más saludable y con más energía, con dientes más blancos y un aliento más fresco.
    ◆ Reduciré mi riesgo de sufrir ataques cardiacos, cáncer, derrames cerebrales, muerte prematura, cataratas y arrugas en la piel.
    ◆ Haré que mi pareja, mis amigos y mi familia se sientan orgullosos de mí, al igual que lo estaré yo.
    ◆ No expondré a mis hijos y a otros a los peligros del humo de segunda mano.
    ◆ Tendré un bebé más sano (si tú o tu pareja está embarazada).
    ◆ Tendré más dinero para gastar.
    ◆ No tendré que preocuparme más por la hora en que me fumaré mi próximo cigarrillo.

2. Empezar a reducir el numero de cigarrillos que se consumen comprando menos y reduciendo el número de los que se fuman.

3. Anunciarle a la familia y a los amigos (especialmente si ellos también fuman) que vas a dejar de fumar.

4. Fijar una fecha para dejar de fumar, algún cumpleaños o fecha especial.

5. Preparar un plan para saber resistir aquellos momentos especiales que hacen que fumes: después de un café, después de una comida, en situaciones de estrés.

6. Quitar los cigarrillos de los lugares en que los guardas.

7. Hablar con tu médico para que te ayude con medicamentos en caso de que sea necesario.

EL PRIMER DÍA SIN CIGARRILLO

Dependiendo del nivel de adicción, el fumador podrá presentar síntomas de abstinencia por la falta de nicotina. Los más comunes son mareos, irritabilidad, dolor de cabeza, insomnio, falta de concentración y aumento del apetito. Es importante recordar que el organismo elimina toda la nicotina del organismo en las primeras 24 horas, de tal modo que este primer día es el mas importante para resistir la tentación de volver a fumar. El fumador debe pensar repetidamente en los beneficios que se obtendrán al dejar de fumar, tirar las cosas que le recuerden al cigarrillo, ponerse en la boca algo que no sea un cigarrillo (caramelos, palillos de dientes, semillas de girasol), mantenerse ocupado, tomar mucha agua y jugos, descansar y consumir alimentos frescos y de alto valor nutritivo.

EVITAR LA TENTACIÓN DE VOLVER A FUMAR

Una vez conseguido el objetivo de haber dejado de fumar, viene el reto más importante: el mantener la decisión de no fumar y luchar contra las tentaciones. Este es el momento de pensar en los gatillos que disparan los deseos.

Uno de los puntos débiles es no saber rechazar el cigarrillo que se le ofrece a uno en una fiesta o reunión. Esa imposibilidad de no saber decir que no hace que el ex fumador acepte ese cigarrillo y se diga a sí mismo que solo será ese, que un solo cigarrillo no le va a hacer nada y que después podrá controlarlo. Lamentablemente bastará ese simple cigarrillo para que recaiga y vuelva a empezar a fumar. Los expertos recomiendan que el ex fumador tenga preparados una serie de frases para rechazar el cigarrillo que se le ofrece. Poder decir por ejemplo, "Gracias, pero acabo de dejar de fumar" o "Gracias, ya no fumo", podrían ser frases salvadoras.

Otro punto débil es seguir frecuentando las reuniones en las que los amigos fuman. Esta es una decisión muy importante para el ex fumador quien se cuestiona si para dejar de fumar debe dejar también a sus amigos. Lo cierto es que la probabilidad de recaer es mucho mayor si el ex fumador frecuenta fiestas y reuniones en las que se fuman cigarrillos. El ex fumador debe poner en la balanza su salud y su familia y la diversión con los amigos y frecuentar reuniones en las que el cigarrillo no sea el centro de la reunión.

Los expertos recomiendan también que cuando las ganas de fumar arrecien, el ex fumador se dé cuenta del esfuerzo que le ha costado dejar de fumar y de todas las ventajas que está obteniendo con respecto a su salud y su familia. Otro consejo importante es que cuando el deseo de fumar se haga insoportable, el ex fumador se mire al espejo y se imagine que está frente a su hijo o hija que le está pidiendo un consejo para no volver a fumar, ¿qué le diría? ¿Cómo los aconsejaría?

EL CIGARRILLO Y EL PESO

Las investigaciones han demostrado que el fumar cigarrillos hace que la persona no suba de peso a través de un mecanismo cerebral de supresión del apetito. Eso explica que uno de los principales temores de un ex fumador sea el ganar peso. Lo cierto es que en la mayoría de los casos el aumento de peso es muy leve y del orden de 3 a 5 libras (2 a 3 kilogramos). Aparte de la pérdida del efecto de la nicotina sobre el cerebro, el aumento de peso se explica porque el fumador trata de compensar la ausencia del cigarrillo con el placer de la comida.

Para evitar subir de peso, el ex fumador debe ser consciente de lo que le está sucediendo y debe consumir más frutas y vegetales, alimentos bajos en calorías y complementar la alimentación saludable con un programa de 30 minutos de actividad física diaria.

LA RECAÍDA

Una popular broma dice que dejar de fumar es lo más fácil del mundo porque se hace a cada rato… lo cierto es que las recaídas son muy frecuentes y la mayoría de las veces desmoralizan al ex fumador haciéndolo pensar que es un fracasado y que no tiene fuerza de voluntad. Si esto sucediera, lo importante es analizar cuál o cuales fueron las causas de la recaída, qué situación lo llevó a fumar nuevamente. Eso es importante para que la próxima vez no se cometa el mismo error.

Otro importante consejo es mantener los pensamientos positivos, focalizándose más en la posibilidad de un nuevo intento que en el fracaso que se acaba de tener. Es también importante tratar de reiniciar el proceso de dejar de fumar lo antes posible, no posponiendo la idea y dejándose atrapar otra vez por la adicción a la nicotina.

Si piensas que es muy difícil dejar de fumar sin ayuda, visita a tu médico para discutir el uso de un medicamento.

TRATAMIENTO FARMACOLÓGICO PARA DEJAR DE FUMAR

Si el fumador está realmente convencido de que quiere dejar de fumar, pero la adicción es tan fuerte que falla repetidamente en su intento, existen múltiples medicamentos que lo pueden ayudar.

Lo primero que debe hacer el fumador es visitar a su médico personal para una conversación inicial, una evaluación del grado de adicción y un planeamiento del tratamiento.

Reemplazos de nicotina

Si sabemos que la nicotina es la sustancia causante de la adicción y es la principal razón por la que el fumador no puede dejar de fumar, es lógico que se intente reemplazar la nicotina que el fumador antes conseguía a través del cigarrillo. Existen varias formas de proporcionar ese reemplazo, chicles, caramelos (lozenges), parches, inhaladores de nicotina y aerosoles nasales. Todos los productos, con excepción del nebulizador nasal y el inhalador, son de venta libre.

Los chicles vienen en dosis de dos y de cuatro miligramos y se mastican regularmente durante el día. Si la persona fuma más de veinticinco cigarrillos al día, debe usar el chicle de 4 mg. El chicle debe ponerse en la boca y morderse suavemente hasta sentir un sabor picante. Inmediatamente después, el chicle debe ser "colocado" entre la encía y la mejilla por unos minutos hasta que se vaya el sabor picante y luego repetir la operación alternativamente por unos 30 minutos, tiempo en el cual el chicle ya habrá liberado toda su nicotina. La mayoría de las personas necesita de diez a quince chicles por día, los que van disminuyendo progresivamente. Se aconseja dejar de masticar cuando solo se usan de dos a tres chicles por día.

Los parches de nicotina se aplican en la piel y se presentan en varias dosis, las cuales se usan también de acuerdo al número de cigarrillos que se fuman al día. En algunas preparaciones, el método de uso es muy sencillo. Los parches vienen en tres tamaños, grandes, medianos y pequeños, cada uno con una dosis menor de nicotina. Empezando con los parches grandes, los parches deben aplicarse progresivamente durante ocho a diez semanas.

Los inhaladores se parecen a cigarrillos que contienen un cartucho con nicotina. El usuario aspira la nicotina, la cual es absorbida por la boca y la garganta. Este producto es muy popular entre fumadores que "extrañan" el ponerse el cigarrillo en los labios.

Los nebulizadores nasales se aplican en la nariz y proporcionan una nebulización de nicotina, la cual se absorbe rápidamente a través de la mucosa nasal. Elevan la concentración de nicotina mas rápidamente que el chicle o el parche.

Bupropion

El Bupropion es un medicamento que se vende bajo varias marcas (Zyban, Wellbutrin) y cuyo principal uso es el tratamiento de la depresión. Se cree que actúa sobre algunos centros adictivos en el cerebro, disminuyendo los deseos de fumar. Este medicamento debe ser estrictamente administrado por un médico.

Varenicicline

El Varenicicline es un medicamento que se vende bajo la marca Chantix y viene en dos dosis de 0,5 y 1 miligramos. Es un medicamento que se cree que actúa a nivel del centro de adicción cerebral a la nicotina. Este medicamento también debe ser estrictamente administrado por un médico.

Tratamientos alternativos para dejar de fumar

Existen una serie de populares tratamientos para dejar de fumar. Ellos incluyen el hipnotismo, la acupuntura y el tratamiento con imágenes guiadas. Mucha gente jura y perjura que estos tratamientos los han hecho dejar de fumar, sin embargo cuidadosos estudios científicos no demuestran una clara ventaja de esos métodos sobre los tradicionales con reemplazos de nicotina o medicamentos. Es muy probables que una persona muy motivada pueda dejar de fumar con el uso de cualquier elemento que lo convenza.

En resumen, el elemento más importante para que un fumador deje de hacerlo, es querer hacerlo y estar completamente determinado a liberarse de la esclavitud que representa el ser adicto a la nicotina.

Con genuinas ganas de liberarse, una persona puede dejar de fumar de un día para otro. Es más, 90% de los fumadores lo han dejado así, se liberaron para siempre de la esclavitud a la nicotina cuando se dieron cuenta de que los riesgos del fumar eran muchísimo más grandes que los pocos beneficios que les daba el seguir fumando.

5

Justo a tiempo: la importancia de la detección precoz de las enfermedades

El médico del equipo está siempre al costado del campo de juego...
y debemos consultarlo.

Qué bueno sería que una persona pudiera descubrir que sufre de una enfermedad escondida y traicionera, ¿verdad? Especialmente si esa enfermedad ya está presente pero todavía no da ningún síntoma y tiene un tratamiento rápido y efectivo.

Pues te cuento, amable lector, que eso ya es posible y, aunque lamentablemente no existen pruebas de detección para todas las enfermedades, sí las tenemos para las enfermedades más comunes y que más muerte y discapacidad causan en el mundo.

DETECCIÓN PRECOZ VERSUS PREVENCIÓN

Antes de entrar en el tema de la detección precoz propiamente dicha, es importante diferenciar lo que es la prevención de lo que es la detección precoz.

En la **detección precoz**, se asume que la enfermedad en cuestión *ya empezó* pero que no origina ningún tipo de síntomas. Lo que hace la prueba de detección es encontrarla temprano, a tiempo de ser curada.

En la **prevención**, lo que hacemos es evitar entrar en contacto con las sustancias que causan cáncer (caso del tabaco), con los microbios que pueden causar cáncer (virus papiloma humano causantes del cáncer de cuello de útero) o con los elementos físicos que causan cáncer (radiación ultravioleta causante del cáncer de piel). La prevención también implica evitar las condiciones o factores de riesgo que predisponen a desarrollar la enfermedad. Algunos ejemplos son evitar la obesidad y el fumar cigarrillos para disminuir el riesgo de cáncer y enfermedades del corazón o vacunarse contra la hepatitis B para evitar el cáncer de hígado.

LA DETECCIÓN PRECOZ Y SUS BENEFICIOS

La detección precoz es la intervención médica en la que a una persona que no tiene ningún tipo de síntomas, se le hace una cierta prueba para tratar de encontrar una enfermedad determinada.

Por ejemplo, el Papanicolaou es una prueba que debe hacerse cada año en una mujer que ha iniciado su vida sexual. Esta prueba debe hacerse cada año en una mujer que no tiene ningún tipo de síntomas y permite detectar el cáncer de cérvix o cuello de útero antes de que crezca y cuando es muy fácil curarlo.

Del mismo modo, una persona que va a ver al médico sin ningún síntoma y se le hace un examen de azúcar en ayunas en la sangre, tendrá la oportunidad de encontrar una diabetes antes de que esta enfermedad le ocasione los clásicos síntomas de la diabetes.

Existen diversos tipos de pruebas de detección precoz que se pueden hacer para descubrir diversas enfermedades. El arte del médico (y la obligación del sistema de salud de una región) es hacer las pruebas necesarias en las personas que están en riesgo de desarrollar alguna enfermedad.

En medicina existen muchos ejemplos de pruebas de detección temprana. Por ejemplo es posible usar la prueba de tuberculina o PPD (inyección que se pone en la parte delantera del antebrazo derecho) para descubrir qué personas tienen la bacteria de la tuberculosis dentro del cuerpo. También es posible hacer una prueba de sangre en el recién nacido para detectar una enfermedad llamada fenilcetonuria y evitar así que el niño sufra problemas cuando ingiera alimentos que contengan el aminoácido fenilalanina. Es posible también hacerle preguntas sencillas a una persona para detectar a tiempo la depresión, un problema muy común de la salud mental. Tal como estos, existen varios ejemplos de pruebas que pueden encontrar a tiempo una enfermedad aún oculta.

Si bien es cierto que las pruebas de detección precoz se pueden hacer incluso desde antes del nacimiento del bebe (síndrome de Down, malformaciones cardiacas o de la columna vertebral o el cerebro), en este capítulo nos ocuparemos de las pruebas de detección en las enfermedades modernas o enfermedades crónicas no trasmisibles (cáncer, diabetes y enfermedades del corazón).

BENEFICIOS DE LAS PRUEBAS DE DETECCIÓN PRECOZ

a. Que la enfermedad descubierta pueda curarse y por tanto la persona afectada tener un mejor pronóstico.

b. Que se usen tratamientos menos agresivos y radicales para curar la enfermedad descubierta. En el caso del cáncer de mama por ejemplo, gracias a la prueba de detección llamada mamografía, el cáncer puede ser descubierto del tamaño de un granito de azúcar; esto permite que ya no se extraiga todo el seno de la mujer sino solamente el área en donde esta el cáncer (lumpectomía) y la mujer queda entonces con sus senos intactos.

c. Que la persona quede más tranquila después de una prueba de detección precoz negativa. Aunque esto no es siempre cierto (ver "resultados falsos negativos" en la página 55) por lo general las pruebas son muy certeras para saber distinguir las enfermedades.

d. Que no solo la persona, sino los sistemas de salud ahorren mucho dinero porque al tratar la enfermedad temprano, ya no es necesario gastar enormes cantidades de dinero en el tratamiento de enfermedades avanzadas e incurables.

e. Que la persona se ahorre mucho sufrimiento porque al descubrir con tiempo una enfermedad y tratarla adecuadamente y curarla, se evitará el dolor de una discapacidad o muerte temprana.

LIMITACIONES DE LAS PRUEBAS DE DETECCIÓN PRECOZ

Recordemos que las pruebas de detección precoz son exámenes que se hacen en personas aparentemente sanas para detectar una enfermedad que aún no da síntomas. Lo ideal es que, una vez hecha la prueba de detección, el resultado sea verdaderamente positivo, o sea que la persona tiene la enfermedad que se estaba buscando, o verdaderamente negativo, es decir que la persona no tiene la enfermedad. Pero lamentablemente la cosa no es tan sencilla. Muchas veces esos resultados, ya sean positivos o negativos, son engañosos y entramos entonces en lo que se denominan resultados "falso positivo" y "falso negativo".

Falso positivo

Cuando una prueba de detección precoz es informada como positiva pero la persona no tiene la enfermedad que se busca, se habla de un resultado falso positivo. Es decir el resultado de la prueba asusta a la persona y obliga a hacerle pruebas adicionales para confirmar el diagnóstico de la enfermedad.

Recordemos el caso de la presidente de Argentina, Cristina Fernández de Kirchner. En enero de 2012, en un chequeo médico general, su doctor le palpó un pequeño tumor en la glándula tiroides, la cual se localiza en la parte de adelante del cuello. A pesar de que la Sra. Kirchner no tenía ningún síntoma, cuando se encuentra un bultito (llamado "nódulo") los médicos siempre pensamos en la posibilidad de un cáncer de la glándula tiroides.

En estas circunstancias, el siguiente examen es entonces hacer lo que se llama una punción de la glándula, la cual consiste en aspirar material del nódulo con una aguja y jeringa para analizarlo bajo un microscopio. El resultado de ese examen, llamado aspiración de la glándula tiroides y que es considerado como una prueba de detección precoz, fue positivo; es decir fue informado como cáncer de tiroides.

Con ese resultado preliminar de cáncer, la presidente Kirchner fue operada y se le extirpó toda la glándula tiroides. Al hacer el estudio de la tiroides extraída, los médicos se encontraron con la desagradable sorpresa de que no había cáncer en la glándula extirpada. ¿Qué había sucedido? Que el examen de aspiración de la glándula tiroides había dado un falso positivo, es decir había dado un resultado positivo de cáncer, pero la paciente no sufría de ese mal. El falso positivo de esa prueba de aspiración de la glándula tiroides es de 1%, es decir que uno de cada cien casos de interpretación de la prueba se informan como cáncer, cuando en realidad el paciente no lo sufre.

Todas las pruebas que se hacen en medicina, sean estas de detección precoz de enfermedades o de diagnóstico de enfermedades, tienen un cierto porcentaje de falsos positivos. Eso es algo inherente a la naturaleza de la medicina, no existe prueba perfecta. Es por eso que es muy importante que pacientes y profesionales discutan las limitaciones de las pruebas de detección precoz, incluyendo los falsos positivos.

La frecuencia de falsos positivos puede ser de 1 a 10% en los exámenes de citología o Papanicolaou y de 10 a 15% en las mamografías. Por otro lado, solo el 20% de los hombres con un elevado nivel de PSA (*Prostatic Specific Antigen*) tiene cáncer de próstata, por lo que un resultado positivo de esta prueba asusta a la mayoría de los hombres.

Falso negativo

Este es un tipo más peligroso de error porque, en esta situación, la prueba de diagnóstico precoz es reportada como negativa, o sea, dice que el paciente no tiene la enfermedad que se busca, cuando la verdad es que el resultado es incorrecto y la persona sí tiene el padecimiento.

En otras palabras, debido al resultado negativo de la prueba, el paciente desarrolla una falsa sensación de seguridad y se va contento pensando que no tiene nada, solo para regresar poco tiempo después con síntomas de la enfermedad que se estaba buscando.

La frecuencia de falsos negativos en las mamografías es de alrededor del 10%, en las colonoscopías del 3,5% y en las citologías o Papanicolaou del 20 al 45%. Esta alta frecuencia de falso negativo en el Papanicolaou puede ser corregido en parte por la frecuencia de la prueba y el uso de nuevas tecnologías en las pruebas de citología.

NO TODAS LAS ENFERMEDADES PUEDEN DETECTARSE TEMPRANO

Existen muchas enfermedades para las cuales existen pruebas de detección temprana. Lamentablemente existen muchas otras que no se pueden encontrar temprano, son silenciosas y traicioneras y cuando la gente se da cuenta, ya es tarde.

¿Cómo se escogen entonces las enfermedades y las pruebas que sirven para encontrarlas temprano?

Para que una prueba pueda usarse en la detección precoz de una enfermedad tienen que cumplirse las siguientes condiciones:

1. Que la prueba tenga muy pocos falsos negativos y falsos positivos, es decir que se haya comprobado que sirve para encontrar los verdaderos casos de la enfermedad.
2. Que la prueba sea simple de hacer y que no cause efectos secundarios importantes. Imagínate lo terrible que sería que una persona aparentemente sana quedara discapacitada o muriera por hacerse una prueba de detección.
3. Que la prueba sea aceptable para las personas que se la quieran hacer, es decir que sea conveniente, rápida y que no duela. A pesar de la enorme utilidad que tiene, el problema con las colonoscopías que se hacen para detectar el cáncer de colon o intestino grueso, es que para hacer un buen examen la persona tiene que limpiar su intestino grueso con purgantes el día previo al examen y eso es algo que no le gusta a mucha gente. Por otro lado, el examen requiere una anestesia superficial y puede ser un poco dolorosa. Estos son elementos que no contribuyen a la aceptación de una prueba tan importante.
4. Que la prueba sea barata. Esto es muy importante para que la prueba pueda ser aplicada en gran escala a millones de personas.
5. Que la enfermedad que se busca sea muy común y sea causa de mucha discapacidad y muerte en la comunidad. Por ejemplo:

cáncer de cuello de útero, cáncer de mama, diabetes y enfermedades del corazón.

6. Que la enfermedad encontrada tenga un tratamiento sencillo y
curativo. Por ejemplo, si gracias al Papanicolaou y la biopsia se
encuentra un cáncer de cuello de útero en una etapa muy temprana, el tratamiento curativo puede lograrse con la extracción
del útero (histerectomía).

7. Que la persona a quien se le haya encontrado la enfermedad y
que haya recibido un tratamiento adecuado, *viva más tiempo*
que la persona que no se hizo la prueba y a quien se le encontró
la enfermedad en una etapa más tardía. Este asunto es muy importante porque el beneficio de encontrar temprano una enfermedad es que pueda ser tratada a tiempo y que el paciente viva
más tiempo y con una mayor calidad de vida.

1. DETECCIÓN PRECOZ DEL CÁNCER

El cáncer no es una enfermedad única. Existen más de doscientos tipos de
cáncer, todos ellos diferentes y con diferentes tratamientos y pronósticos. Es
por eso que no es propio hablar de la "lucha contra el cáncer" sino que sería
mejor decir la "lucha contra los cánceres".

De acuerdo a múltiples estudios, se estima que aproximadamente el 75%
de los casos de cáncer pueden ser prevenidos o detectados a tiempo. En
términos de prevención, sabemos que evitar la obesidad haciendo ejercicio
diario y alimentándose sanamente puede disminuir el riesgo de cáncer de
seno, de endometrio, de próstata y de páncreas. Evitar fumar cigarrillos
puede prevenir los cánceres asociados al tabaco, disminuir la exposición a
los rayos del sol puede disminuir el riesgo del cáncer de piel y vacunarse
contra el virus de la hepatitis B o contra el virus papiloma humano (VPH)
puede evitar el cáncer de hígado y los cánceres asociados al virus papiloma
humano (cuello de útero, pene, ano y boca y garganta).

En términos de detección precoz, tenemos pruebas que permiten detectar muy temprano el cáncer de cuello de útero, de mama y de colon o intes-

tino grueso. En estos casos, múltiples estudios en miles de personas permiten demostrar que la persona a quien se le encuentra la enfermedad vive más tiempo que la persona que no se hace la prueba (en medicina eso se llama reducción de la mortalidad). También es posible detectar temprano el cáncer de próstata, de piel, de boca y garganta, de tiroides y de testículo.

Lamentablemente el 25% de los cánceres restantes son los llamados cánceres ocultos, para los cuales no existen pruebas de detección. Estos incluyen el cáncer de ovarios, de páncreas, de riñón, de vejiga, de cerebro, de los huesos, las leucemias, los linfomas y muchos otros tipos de cáncer. Los investigadores están tratando de desarrollar pruebas de detección precoz para estos cánceres ocultos que afectan a millones de personas en el mundo entero.

Detección precoz del cáncer de cuello de útero

El útero o matriz es el órgano del aparato reproductor femenino que sirve básicamente para albergar al huevo humano, el que progresivamente se convierte en embrión y feto y que al cabo de nueve meses de gestación permite la salida del recién nacido. El útero tiene dos partes principales: el llamado cuerpo del útero (el lugar donde crece el bebe) y el cuello del útero o cérvix, la parte del útero que es la continuación de la vagina. Cuando una mujer tiene relaciones sexuales, el pene entra en contacto directo con el cuello del útero.

El cuello del útero tiene un pequeño orificio por el que sale la sangre de la menstruación o el bebe en el momento del parto. Ese pequeño orificio se llama orificio cervical y el pequeño canal por el que sale la sangre de la menstruación se llama canal endocervical. Ese canal endocervical es el que se dilata en el momento del parto para permitir la salida del recién nacido. Esos detalles son muy importantes porque es en una de esas dos estructuras, el orificio cervical o el canal endocervical, en las que se va a desarrollar una de las enfermedades más temidas y traicioneras en la mujer: el cáncer de cuello de útero.

Desde el punto de vista de detección precoz del cáncer de cuello de útero es muy importante saber que el cuello del útero puede ser observado y examinado directamente con los ojos. Esa visión directa del cuello del útero es el fundamento de la detección precoz del cáncer de cuello de útero. El profesional de la salud introduce en la vagina un pequeño aparato llamado espéculo vaginal, el cual dilata un poco la vagina y permite ver el cuello del útero. Una vez localizado, es posible obtener una pequeña cantidad de la mucosidad que cubre el cuello del útero, la cual se envía para su análisis. Esta es la famosa prueba de Papanicolaou o citología, una prueba salvavidas que lamentablemente, y por muchas razones, no todas las mujeres se hacen.

Para los lectores curiosos, les cuento que en 1929, el Dr. Georgios Papanicolaou, un médico de origen griego radicado en Nueva York, estaba dedicado a estudiar el ciclo menstrual. Su trabajo consistía en examinar con un microscopio miles de muestras de mucosidad vaginal para ver el cambio que sufrían las células en cada etapa del ciclo menstrual. Un buen día, según contó luego, vio unas extrañas células en el microscopio y, cuál no sería su sorpresa al comprobar que eran células cancerosas porque la mujer de la que provenía la muestra sufría de cáncer de cuello de útero. Fue así como empezó a experimentar y descubrió que era posible descubrir las células cancerosas en las muestras vaginales de mujeres con cáncer. Su descubrimiento fue ignorado hasta 1941, año en que recién se reconoció su importante descubrimiento, el cual fue luego bautizado con su apellido, la prueba del Papanicolaou.

En esa época, en Estados Unidos, el cáncer de cuello de útero era la enfermedad más temida y más frecuente en la mujer. Miles de mujeres se presentaban a los hospitales con sangrado por la vagina y dolor en el bajo vientre. Al examinarlas, los médicos descubrían el temido cáncer de cuello de útero y, desde el punto de vista de tratamiento, era muy poco lo que les podían ofrecer. Pero todo cambió a partir de 1950, fecha en que se hicieron las primeras recomendaciones para que la mujer se hiciera el simple examen de Papanicolaou antes de tener síntomas.

Los profesionales de la salud y millones de mujeres captaron el mensaje y adoptaron la citología o Papanicolaou como parte de su examen anual. El resultado fue que en aproximadamente treinta años, el cáncer de cuello de útero prácticamente desapareció en la mujer norteamericana.

Una mujer que lamentablemente no pudo beneficiarse de esa recomendación fue Eva Perón, la segunda esposa del mandatario argentino Juan Domingo Perón, que falleció de cáncer de cuello de útero a la edad de treinta y tres años en julio de 1952. Si esas recomendaciones de hacerse el Papanicolaou hubieran sido implementadas en la Argentina, es posible que ella hubiera podido salvar su vida. Como dato anecdótico, se sabe que la primera esposa de Juan Domingo Perón también murió de cáncer de cuello de útero. Se especula que Perón era portador de una especie muy agresiva del virus papiloma humano, VPH.

Lamentablemente, el cáncer de cuello de útero constituye todavía la primera causa de muerte por cáncer en muchos países de América Latina y en otros países pobres del mundo. En Estados Unidos, este cáncer es todavía una enfermedad muy frecuente en la mujer latina.

Sin ninguna duda, la principal razón por la que una enfermedad 100% prevenible es todavía muy frecuente en diversas partes del mundo es el poco uso de la prueba de la citología o Papanicolaou.

El cáncer de cuello de útero es un enfermedad causada por la infección por algunas variedades del virus papiloma humano (VPH). Se calcula que 70% de los casos de cáncer de cuello de útero son producidos por las variedades 16 y 18 del VPH y que un 20% adicional es causado por otras variedades del VPH. Recordemos que los VPH son una familia de más de cien tipos de virus, unos más peligrosos que otros.

Estos virus llegan al cuello del útero a través de las relaciones sexuales y pueden ser evitadas en parte con el uso apropiado de condones (el condón no protege la zona no cubierta por el dispositivo).

En la actualidad, existen pruebas que permiten detectar la presencia de los virus papiloma humano en el cuello del útero. La prueba es muy parecida al Papanicolaou y no solo permite encontrar el VPH sino también el tipo de VPH. En ese sentido, los VPH se clasifican en virus de alto y de bajo riesgo, de acuerdo a la capacidad que tienen de causar lesiones en el cuello del útero.

De que el Papanicolaou o citología debe hacerse para detectar temprano el cáncer no hay ninguna duda. Lo que ha ido cambiando en los últimos años es el intervalo y frecuencia de la prueba. Hasta hace pocos años, la recomendación era hacerla una vez al año, pero debido a que el cáncer de cuello de útero es de muy lento crecimiento, recientes estudios han determinado que el intervalo puede ser más largo.

Estas son las recomendaciones de la Sociedad Americana del Cáncer para la detección precoz del cáncer de cuello de útero:

- El examen debe empezar después de los 21 años.
- Entre los 21 y 29 años, la citología puede hacerse cada 3 años y la nueva prueba del VPH no debe hacerse a esta edad, a no ser que la mujer tenga una citología anormal.
- Las mujeres de entre 30 y 65 años pueden hacerse la citología cada tres años o alternativamente, pueden hacerse una citología y una prueba de VPH cada 5 años.
- Las mujeres mayores de 65 años que hayan tenido exámenes regulares negativos ya no deben hacerse la citología. Las mujeres que tengan historia de una anormalidad precancerosa, deben hacerse exámenes por los próximos veinte años después de tratada la anormalidad, incluso después de los 65 años.
- Las mujeres que no tengan útero (histerectomía) no deben hacerse la prueba.
- La mujer vacunada contra el virus papiloma humano (VPH) debe seguir haciéndose la prueba de acuerdo a las recomendaciones del grupo de edad arriba expuestas.

Detección precoz del cáncer de mama

El cáncer de mama es el cáncer más frecuente y la segunda causa de muerte por cáncer en la mujer en Estados Unidos. Cada año se descubren alrededor de 185.000 casos y aproximadamente 41.000 mujeres mueren por la enfermedad. Se calcula que aproximadamente 85% de los casos se presentan después de los cuarenta años de edad. Como todo cáncer, el cáncer de mama crece como una bolita silenciosa y traicionera, es decir no duele cuando está creciendo. Obviamente las primeras células cancerosas son indetectables, pero luego, a medida que van creciendo, forman pequeños acúmulos que tienden a captar el calcio de la sangre, formándose las famosas calcificaciones mamarias. Existen hasta cinco tipos diferentes de calcificaciones, pero solo una de ellas (las llamadas calcificaciones espiculadas o estrelladas) es característica de un cáncer.

El examen de detección del cáncer de mama más importante es la mamografía o radiografía de los senos. Las mamografías fueron inventadas en 1913 por el médico alemán A. Salomon quien tomó radiografías a 3.000 senos amputados de mujeres con cáncer. Posteriormente, la técnica se refinó en los años cincuenta y sesenta y su uso empezó a generalizarse a partir de los años setenta.

La mamografía es una radiografía en la que se toman dos placas o radiografías de cada seno; una comprimiendo el seno de arriba hacia abajo y la otra comprimiéndolo de costado a costado. Esas placas son examinadas por un médico radiólogo especializado quien, usando una lupa, busca alteraciones de las glándulas mamarias radiografiadas. Si el radiólogo ve algo sospechoso o anormal, puede solicitar estudios adicionales, los cuales generalmente incluyen otras radiografías y una sonografía o ecografía mamaria. La diferencia entre una mamografía y una sonografía o ecografía es que las mamografías usan rayos X mientras que las ecografías usan ondas de sonido para ver el interior de las mamas. Ambos exámenes son complementarios, es decir que se ayudan uno al otro. En la actualidad, gracias a la tecnología digital, las mamografías usan muy poca radiación y son mucho más sensibles en la detección de anormalidades en las glándulas mamarias.

Ahora podemos entender entonces por qué las mamografías son tan útiles. Las mamografías permiten descubrir el cáncer meses o años antes de que se pueda palpar con los dedos. Diversos estudios han demostrado que el uso regular de las mamografías permite que la mujer a quien se le encuentra un cáncer temprano, viva más tiempo que la mujer a quien se le encuentra un tumor más grande o avanzado. En términos médicos se dice que el uso de la mamografía disminuye la mortalidad en un 35%.

Lamentablemente, y por diversas razones, tanto en América Latina como en Estados Unidos, las mujeres no se hacen mamografías con la regularidad necesaria. Eso hace que cuando se presentan a clínicas y hospitales, las mujeres latinas tengan tumores mamarios grandes, avanzados e incurables. Eso indudablemente hace que la expectativa de vida después del diagnóstico sea más corta, comparada con mujeres en quienes se encuentra el cáncer más temprano.

Estas son las recomendaciones de la Sociedad Americana del Cáncer para la detección precoz del cáncer de mama:

- La primera mamografía debe hacerse a los cuarenta años de edad y debe continuarse cada año hasta que la mujer mantenga una buena salud general.
- El médico debe hacer un examen clínico de la mama (ECM) por lo menos cada tres años en la mujer de entre veinte y cuarenta años y todos los años en las mujeres mayores de cuarenta años.
- La mujer debe conocer la arquitectura y la consistencia de sus senos y reportar a su médico algún cambio que se presente. El autoexamen del seno es una opción en las mujeres después de los veinte años.
- Algunas mujeres, por sus características particulares —historia familiar, tendencia genética u otras— deben hacerse una resonancia magnética nuclear (MRI, por sus siglas en inglés) para detectar el cáncer de mama (el número de mujeres que cae en esta categoría es muy pequeño y se calcula que está en alrededor del 2%).

Detección precoz del cáncer de colon o intestino grueso

El cáncer de colon o intestino grueso constituye la segunda causa de muerte por cáncer en hombres y mujeres en Estados Unidos. Cada año, se descubren aproximadamente 145.000 casos nuevos y casi 50.000 personas mueren por esta enfermedad.

El aparato digestivo empieza en la boca y continúa con el esófago que lleva el alimento al estómago, lugar donde se mezclan los alimentos ingeridos. A continuación viene el intestino delgado, el cual mide aproximadamente 18 pies o 6 metros de largo y es la parte del aparato digestivo donde se realiza la digestión de los alimentos. El colon o intestino grueso es la parte final del aparato digestivo y mide aproximadamente un metro y medio o 5 pies de largo. En este órgano se forma y se almacena el excremento antes de ser expulsado del cuerpo.

El colon es entonces un órgano largo, en forma de tubo y en su interior se forma el cáncer a partir de unas pequeñas carnosidades llamadas pólipos del colon. Estos pequeños pólipos crecen en hombres y mujeres por igual a partir de los cincuenta años y no dan ningún tipo de síntoma. Se calcula que aproximadamente de 10 a 20% de los pólipos que crecen en el intestino grueso se convierten en cáncer, por lo que es muy importante tratar de encontrar esos pólipos a tiempo, antes de que se vuelvan cancerosos.

Existen varias maneras de encontrar esos pólipos temprano y uno de ellos es el *examen de sangre oculta en los excrementos*, examen que, como su nombre indica, es capaz de descubrir cantidades muy pequeñas (invisibles) de sangre en las heces. No debemos confundir este tipo de sangrado invisible con el sangrado rectal visible y grosero que puede deberse a la ruptura de venas en el ano (hemorroides), o de otro tipo de lesiones, incluyendo el cáncer avanzado del intestino. Cuando se habla de sangrado de un pólipo, estamos hablando de un sangrado invisible y que se encuentra mezclado en los excrementos. Existen varios tipos de esos exámenes de sangre oculta en los excrementos, todos ellos muy útiles y que han demostrado que pueden encontrar pólipos sangrantes y pueden reducir la muerte por cáncer de colon.

Una persona a quien le da positivo un examen de sangre oculta en el excremento, es una persona que puede llegar a tener cáncer de colon. Para indagar sobre esa posibilidad, la persona debe hacerse un examen llamado colonoscopia.

La *colonoscopia* es un examen que consiste en introducir un delgado tubo flexible (colonoscopio) a través del ano para examinar el interior del metro y medio o 5 pies del intestino grueso y buscar de esa manera algún tipo de lesión que pueda luego ser adecuadamente tratada. El colonoscopio es un tubo flexible en cuya punta redondeada hay una luz y una cámara de televisión. Además de esos dos importantes elementos, tiene también la capacidad de poder dejar pasar algunos sencillos instrumentos para poder extraer los pólipos que se encuentren.

La colonoscopia se usa para estudiar el colon en diversos tipos de dolencias en el ser humano y puede ser hecha en niños, adolescentes y adultos de cualquier edad, dependiendo de la enfermedad que se quiera investigar.

En lo que se refiere a la detección precoz del cáncer de colon, la primera colonoscopia debe hacerse a los cincuenta años de edad y luego debe repetirse cada diez años, si no hubo alguna lesión importante que deba reevaluarse.

Obviamente, para que se haga un buen examen del colon, órgano que está siempre lleno de excrementos, debe hacerse una limpieza previa del intestino grueso. Para eso, el día previo al examen, la persona debe tomar un purgante, acción que limpiará completamente el interior del intestino grueso.

También es importante saber que debido a que este examen podría ser muy doloroso, el paciente debe ser ligeramente sedado (no se usa anestesia general). Eso permite que esté despierto y pueda colaborar con el médico durante el examen.

La colonoscopia misma no dura mas de 15 a 20 minutos y es un examen que ha demostrado ser muy efectivo en la identificación y luego extracción de los pólipos que, como dijimos anteriormente, pueden convertirse en cáncer. Al igual que el Papanicolaou y la mamografía, el uso de la colonoscopia en la detección del cáncer de colon disminuye la mortalidad hasta en un 40%.

Si la colonoscopia no estuviera disponible, pueden usarse las radiografías del colon después de un enema de bario con doble contraste. El bario es un material que está disuelto en un liquido lechoso que se puede aplicar en forma de enema, obviamente después de la limpieza del colon con un purgante. Bien hecho e interpretado, el enema de bario de doble contraste es también un examen muy útil para la detección de los pólipos y del cáncer de colon.

Debido a que aproximadamente 40% de los casos de cáncer de colon ocurren en los últimos 25-30 centímetros del colon, en la zona llamada colon sigmoides (de la letra griega sigma que tiene la forma de la letra S), es posible hacer un examen del colon con un tubo más pequeño llamado sigmoidoscopio flexible. Obviamente la sigmoidoscopia flexible no es completa, especialmente cuando se ha descubierto que un cáncer en esa zona tiene tendencia a presentar otros en la parte del colon que no es examinada.

Otro examen de uso reciente es la llamada colonoscopia virtual o colonografía CT. Este examen usa rayos X para obtener imágenes del colon sin necesidad de introducir el colonoscopio. Es un buen examen alternativo pero deberá ser seguido de una colonoscopia si se encuentra algo anormal.

Estas son las recomendaciones de la Sociedad Americana del Cáncer para la detección precoz del cáncer del colon:

A. Personas en riesgo promedio

A partir de los cincuenta años de edad, tanto hombres como mujeres con un *riesgo promedio* de cáncer colorectal, se deben someter a una de las siguientes pruebas de detección:

Pruebas para encontrar pólipos y cáncer:
- Sigmoidoscopia flexible cada 5 años.[1]
- Colonoscopia cada 10 años.
- Enema de bario de doble contraste cada 5 años.[1]
- Colonografía CT (colonoscopia virtual) cada 5 años.[1]

Pruebas para encontrar principalmente cáncer:
- Una prueba anual de sangre oculta en las heces fecales (FOBT, por sus siglas en inglés).[1,2]
- Prueba inmunoquímica fecal (FIT, por sus siglas en inglés) cada año.[1,2]
- Prueba de ADN en las heces fecales (sDNA, por sus siglas en inglés), intervalo incierto.[1]

B. Personas en alto riesgo o riesgo aumentado

Si estás en alto riesgo o riesgo aumentado de cáncer colorectal, debes comenzar las pruebas de detección antes de los cincuenta años y/o hacértelas con mayor frecuencia. Las siguientes afecciones causan un mayor riesgo en comparación con el riesgo promedio:

---

1. Si la prueba da positivo, se debe realizar una colonoscopia.
2. Para la FOBT o la FIT utilizada como prueba de detección, se debe usar el método de muestras múltiples realizado en el hogar. Una FOBT o una FIT que se tome en el consultorio médico durante un examen digital del recto no es adecuada para la prueba de detección.

- Antecedentes personales de cáncer colorectal o pólipos adenoma-tosos.
- Antecedentes personales de enfermedad inflamatoria intestinal (co-litis ulcerosa o enfermedad de Crohn).
- Antecedentes familiares significativos de cáncer colorectal o pólipos.
- Antecedentes familiares conocidos de síndrome de cáncer colorec-tal hereditario, como poliposis adenomatosa familiar (FAP, por sus siglas en inglés) o cáncer de colon hereditario no asociado con po-liposis (HNPCC, por sus siglas en inglés).

El caso de la detección precoz del cáncer de próstata

El caso de la detección precoz del cáncer de próstata es muy especial y está causando mucha controversia y división entre profesionales de la salud y pacientes por igual.

Hemos dicho que el requisito fundamental para que se haga una prueba de detección precoz en una persona sin síntomas y que está aparentemente sana es que aquella persona a quien se le encuentra la enfermedad que se está buscando, viva mayor tiempo que aquella persona que no se hizo la prueba y a quien se le encontró la enfermedad más avanzada.

Otra consideración muy importante para hacer una prueba de detección precoz es que el tratamiento de la enfermedad encontrada sea simple y que no cause mayores efectos secundarios.

Pues en el caso del cáncer de próstata, no se cumplen ninguno de esos requisitos.

En primer lugar, el tratamiento de la enfermedad deja secuelas muy dis-capacitantes en el hombre. Ya sea que el hombre se opere de la próstata o reciba tratamiento de radioterapia, aproximadamente 70% de ellos pueden quedar con diversos grados de incontinencia urinaria y disfunción eréctil, muchas veces irreversibles.

Muchos hombres estarían dispuestos a aceptar esas complicaciones si se les dijera que vivirán más tiempo que aquellos hombres que no se hicieron la prueba de detección precoz. Pero lamentablemente hasta ahora ningún estudio (y se han hecho varios) ha demostrado que encontrar temprano el cáncer de próstata haga que el hombre viva más tiempo.

El asunto es entonces que si bien no hay dudas de que el tacto rectal y la prueba de sangre de PSA (*Prostatic Specific Antigen*) pueden encontrar temprano el cáncer de próstata, este hecho no le garantiza mayor vida al hombre ni tampoco le garantiza una mejor calidad de vida.

Con estos resultados, las organizaciones de lucha contra el cáncer y los médicos están divididos en sus recomendaciones con respecto a la detección precoz del cáncer de próstata. La mayoría de las organizaciones no recomiendan el chequeo categórico y compulsivo de este cáncer. Lo que más bien recomiendan es que el médico discuta previamente con el paciente los pros y las contras de hacerse los exámenes.

Estas son las recomendaciones de la Sociedad Americana del Cáncer para la detección del cáncer de próstata:

Recomendaciones de la Sociedad Americana Contra el Cáncer para la detección precoz del cáncer de próstata

La Sociedad Americana Contra el Cáncer recomienda que los hombres dialoguen con sus médicos para tomar una decisión fundada sobre si deben o no hacerse las pruebas de detección para el cáncer de próstata. La decisión se debe tomar después de recibir la información con respecto a las incertidumbres, los riegos y los beneficios potenciales de las pruebas de detección. Los hombres no deben hacerse las pruebas a menos que hayan recibido esta información.

Para los hombres con riesgo promedio de cáncer de próstata y que se espera vivan al menos diez años más, la conversación sobre las pruebas de detección debe surgir cuando cumplan cincuenta años.

Este diálogo debe comenzar a la edad de cuarenta y cinco años en los hombres que están en alto riesgo de sufrir cáncer de próstata. Entre estos hombres se encuentran los de raza negra y aquellos cuyos parientes de primer grado (padre, hermano o hijo) recibieron un diagnóstico de cáncer de próstata a una edad temprana (menores de sesenta y cinco años).

Los hombres con un riesgo aún mayor (aquellos con varios parientes de primer grado que han tenido cáncer de próstata a una edad temprana) deben sostener esta conversación con su profesional de atención a la salud al cumplir los cuarenta años de edad. Después de esta conversación, aquellos hombres que quieran hacerse las pruebas de detección deben someterse a la prueba sanguínea del antígeno prostático específico (PSA). El examen digital del recto (DRE, por sus siglas en inglés) también se puede hacer como parte de las pruebas de detección.

Si después de esta conversación, el paciente no puede decidir si las pruebas son adecuadas para él, la decisión de usar las pruebas de detección puede tomarla el médico, quien debe tener en cuenta las preferencias y los valores del paciente, así como su condición general de salud.

Los hombres que optan por hacer las pruebas y que tienen un PSA de menos de 2,5 ng/ml, puede que sólo necesiten someterse a la prueba cada dos años. Para los hombres con un nivel de PSA de 2,5 ng/ml o más, las pruebas se deben hacer cada año.

Debido a que el cáncer de próstata crece lentamente, las pruebas no se deben ofrecer a los hombres que no presenten síntomas de este cáncer y que no tengan una expectativa de vida de diez años, ya que probablemente no se beneficien con las pruebas. La condición general de salud, y no solo la edad, es importante al momento de tomar decisiones sobre las pruebas de detección.

Aun cuando se haya tomado una decisión sobre las pruebas, la conversación sobre las ventajas y las desventajas de las mismas se debe repetir a medida que surja nueva información sobre los beneficios y los riesgos de las pruebas. También se necesitarán más conversaciones para tomar en cuenta los cambios que surjan en las preferencias, los valores y la salud del paciente.

2. DETECCIÓN PRECOZ DE LA DIABETES

La diabetes, enfermedad cuyo nombre completo es diabetes mellitus (del latín mellitus que significa miel), es un padecimiento en el que la cantidad de azúcar (glucosa) en la sangre aumenta progresivamente. La razón de ese aumento en el nivel de la glucosa en la sangre (glicemia) es que el páncreas no produce una cantidad suficiente de insulina, una hormona que permite que la glucosa de la sangre entre a las células para poder ser utilizada.

El valor normal del nivel de glucosa en la sangre en una persona que no ha ingerido ninguna comida durante 12 horas (ayunas) es de 100 mili-gramos/dL.

Debido a que el aumento de glucosa al comienzo de la enfermedad no da ningún tipo de síntomas, es posible que una persona tenga ya niveles altos de azúcar (y tenga diabetes) sin darse cuenta. Eso hace que sea muy impor-tante que toda persona tenga una medición periódica del nivel de glucosa en la sangre. Eso es más recomendable para aquellas personas que tengan historia familiar de diabetes y en aquellas que tengan sobrepeso u obesidad.

Un examen más útil que la sola medición del nivel de azúcar de la sangre es la llamada Hemoglobina Glicosilada o Hemoglobina A1C (HbA1C). Esta prueba mide el promedio de la cantidad de azúcar en la sangre de los últi-mos tres meses. Es una prueba útil porque puede ocurrir que la medición del azúcar en la sangre sea normal justamente en el día del examen pero pueda haber estado intermitentemente elevada durante los días anteriores. El valor normal de HbA1C es menor o igual a 5,7% y eso descarta la diabe-tes. Se dice que existe pre diabetes cuando el valor está entre 5,8 % y 6,4% y se dice que es una diabetes definitiva cuando la HbA1C es mayor al 6,5%.

Si una persona tuviera un nivel de glucosa mayor a 100 mg/dL en la san-gre o una HbA1C de entre 5,8 % y 6,4%, debe hacerse una prueba llamada *prueba de tolerancia a la glucosa*, en la que se bebe un líquido muy dulce y luego se mide el nivel de glucosa en la sangre a intervalos cortos de tiempo. Lo que se mide con esta prueba es cuán capaz es el páncreas de producir niveles adecuados de insulina para lograr disminuir el alto nivel de glucosa en la sangre. Obviamente, una persona con el páncreas enfermo por la dia-betes no reaccionará adecuadamente y la prueba será anormal.

Si la persona no tiene ningún síntoma pero tiene una prueba anormal de glucosa en ayunas en la sangre y una prueba anormal de tolerancia a la glu-cosa, se dice que tiene una diabetes preclínica, es decir que está en la etapa inicial de la enfermedad, en la etapa sin síntomas todavía. Esta condición es muy frecuente en personas que tienen sobrepeso u obesidad.

¿Qué es lo que el médico debe hacer? ¿Empezar inmediatamente un me-dicamento para tratar esa diabetes inicial o aconsejarle a su paciente que adopte y mantenga un peso y un estilo de vida saludables (alimentación saludable y ejercicios diarios)?

La respuesta a esa pregunta la dio un estudio auspiciado por el Grupo de Investigación en la Prevención de la Diabetes en 2002. El estudio dividió a 3.244 personas con sobrepeso u obesidad, todas ellas con prediabetes (glucosa en sangre elevada y prueba anormal de tolerancia a la glucosa), en tres grupos: uno que recibió una medicina llamada Metformina, otro que recibió instrucciones para iniciar un estilo de vida saludable y el tercero que tomó pastillas que solo contenían harina (placebo).

Después de seguir a los voluntarios durante casi tres años, se encontró que el cambio en el estilo de vida fue más efectivo que la Metformina en disminuir la aparición o el desarrollo de la diabetes. Para ser más exactos, la comida sana y el ejercicio redujeron la incidencia de diabetes en un 58%, comparado con solo 31% en aquellos tratados con Metformin. Un seguimiento de esas personas durante diez años, confirmó que el ejercicio y la alimentación saludable redujeron la incidencia de diabetes en un 34%, comparado con solo 18% para los que tomaron el Metformin.

Este estudio es muy importante por dos razones. La primera es que una detección precoz de la diabetes es clave pues nos permite intervenir temprano para evitar el avance de la enfermedad. La segunda es que no siempre hay que empezar un medicamento para controlar la prediabetes sino que un cambio sostenido en el estilo de vida es mucho más efectivo.

3. DETECCIÓN PRECOZ DE LAS ENFERMEDADES DEL CORAZÓN

El aparato cardiovascular está, simplemente descrito, compuesto por una bomba llamada corazón y las tuberías de la sangre que sacan la sangre del corazón (arterias) y las tuberías que devuelven la sangre al corazón (venas).

Lamentablemente los estudios no han logrado demostrar que las pruebas que se hacen para estudiar la salud del corazón o de las arterias en personas sin síntomas, sean de utilidad para descubrir temprano alguna enfermedad.

Ese es el caso del electrocardiograma, por ejemplo. Un electrocardiograma hecho en una persona sin síntomas no tiene ninguna utilidad. Del mismo modo, no se ha podido demostrar que los estudios que se hacen para ver si las arterias están obstruidas sean de utilidad. Algunos de esos estudios comprenden los que se hacen para demostrar placas de colesterol y calcio en las arterias carótidas (del cuello) o de las arterias de las piernas.

Pero un reciente estudio ha permitido identificar los *siete elementos* beneficiosos para tener un corazón sano. Aquella persona que tenga los siete elementos protectores tendrá una probabilidad 50% menor de morir de una enfermedad cardiaca. Si bien es cierto que esos elementos no son de detección precoz, los incluimos en esta sección por su enorme utilidad.

Los siete elementos son:

• No fumar cigarrillos.
• Hacer ejercicio moderado por lo menos cinco días a la semana.
• Tener una presión arterial (sin tratamiento) de 120/80.
• Tener un examen de glucosa en ayunas normal.
• Tener el colesterol a menos de 200 mg/dL.
• Tener un índice de masa corporal menor a 25.
• Tener una alimentación rica en pescados, frutas, verduras, granos enteros y pobre en sal y bebidas azucaradas artificiales (sodas, jugos).

Este estudio es muy importante porque valida uno previo hecho por investigadores ingleses y norteamericanos en el año 2007 para explicar la drástica disminución del número de muertes por enfermedades del corazón en Estados Unidos entre el año 1980 y el año 2000.

El estudio encontró que desde 1980 hasta 2000, el numero de muertes por cada 100.000 hombres se redujo de 543 a 267. Durante ese mismo periodo, el número de defunciones por cada 100.000 mujeres se redujo de 264 a 135. El resultado neto fue que en esos veinte años murieron 341.745 personas menos por una enfermedad del corazón.

Lo interesante del estudio es que aproximadamente el 47% de esa disminución en el número de muertes se atribuyó a los adelantos en el tratamiento médico de los pacientes ya enfermos; mientras que el 44% se atribuyó a los cambios en los factores de riesgo, incluidas las reducciones en el colesterol total, presión arterial sistólica, la prevalencia del hábito de fumar y la inactividad física.

En resumen, se puede concluir que el estilo de vida saludable, incluyendo el control de los siete elementos antes mencionados, es muy importante para mantener una buena salud del corazón.

RECOMENDACIONES FINALES

En esta vida moderna, muchas veces nos preocupamos más por cuidar nuestras posesiones materiales que nuestro cuerpo y nuestra salud. Usemos el ejemplo del automóvil. Estoy seguro de que si tienes un automóvil, lo cuidas mucho y estás siempre atento al mantenimiento preventivo de tu vehículo. El aire en los neumáticos, el nivel del aceite, la chispa electrónica y otros elementos son cuidadosamente revisados cada vez que llevas tu vehículo al mantenimiento periódico.

En estas circunstancias me permito preguntarte amable lector, ¿con qué regularidad visitas a tu médico sin tener ningún síntoma? En otras palabras, mantienes tu salud con el mismo celo y frecuencia con que mantienes el funcionamiento de tu automóvil?

Visita a tu médico una vez al año, cuéntale cómo te va y pídele que te haga los exámenes de detección precoz adecuados a tu edad.

Recuerda que un gramo de prevención, vale mucho más que una tonelada de curación.

6

Dulces sueños: por qué es importante dormir bien

Es esencial llegar descansado al partido...

Quizás no haya explicación más poética del misterio que representa el dormir para el ser humano, que la que hace la mitología griega acerca del dios del sueño y su relación con la muerte. El dios del sueño se llamaba Hipnos y su hermano gemelo era Tánatos, el dios de la muerte no violenta o natural. Quizás porque en ambas condiciones no existe conciencia, o porque el moribundo pasa suavemente del sueño a la muerte natural, es curioso que los griegos consideraran que la muerte y el sueño eran hermanos gemelos. Es la explicación poética de la moderna definición científica de que el sueño es un estado de inconciencia reversible... Más interesante aún es que el dios del sueño Hipnos tuvo mil hijos, siendo tres los más destacados. Morfeo, que producía sueños placenteros; Fobetor, que producía pesadillas; y Fantaso, que producía sueños llenos de fantasía.

¿POR QUÉ DORMIMOS?

En la actualidad, a pesar de que la ciencia ha sido capaz de describir en detalle los fenómenos cerebrales y corporales que se producen durante el sueño, no existe todavía una teoría única para explicar por qué dormimos. Lo único que sabemos es que dormir es fundamental para mantenernos vivos. Al respecto, son muy interesantes y aleccionadores los experimentos hechos con ratas. Las ratas viven normalmente de dos a tres años, pero si no se las deja llegar a la etapa de sueño REM (por sus siglas en inglés (ver página 80)) las ratas solo viven cinco semanas; y si se les impide completamente dormir, solo viven tres semanas.

Tres son las teorías mas importantes.

Teoría reparativa

Nos dice que durante el sueño restauramos y revitalizamos las funciones mentales y corporales del organismo. Esta actividad ya es encontrada en gusanos e invertebrados pequeños en los que los periodos de sueño preceden siempre a periodos de renovación de su cubierta externa. Algunos estudios han encontrado por ejemplo que al dormir, se produce mayor cantidad de hormona de crecimiento y nuestras células se dividen mas rápidamente y producen mayor cantidad de proteínas. Algunos postulan que esa mayor actividad celular sería la responsable de mantener un sistema de defensa más fuerte y efectivo y que la renovación de nuestros tejidos es más eficiente cuando dormimos. Esto explicaría algunas observaciones que indican que las personas que no duermen bien, están mas predispuestas a sufrir gripes e infecciones.

Teoría evolutiva

Nos dice que dormimos para ahorrar energía, la cual nos servirá mucho para realizar nuestras actividades al día siguiente, entre ellas defendernos de nuestros enemigos naturales. Curiosamente, los animales duermen un número variable de horas, las cuales dependen de muchos factores. Algunos de ellos incluyen el número de enemigos naturales; es así que los osos y los leones duermen hasta quince horas por día porque no tienen que preocuparse mucho de que los ataquen. El tamaño del cuerpo es también importante. El elefante, por ejemplo, duerme sólo cuatro horas y media porque necesita comer todo el tiempo para mantener la energía de un cuerpo tan grande.

Teoría de consolidación del aprendizaje

Nos dice que el sueño es un estado que nos permite consolidar todo lo aprendido durante el periodo en que hemos estado despiertos; es decir que dormir sirve para aprender.

Al respecto, el experimento hecho por Matthew Walker de la Universidad de California en Berkeley es muy ilustrativo. Un grupo de treinta y nueve voluntarios fue estudiado para ver cuan importante era el sueño en la consolidación de los conocimientos. A todos los participantes se les enseñó una tarea específica al mediodía y todos la aprendieron con buenos resultados. El experimento consistió en que a la mitad de los jóvenes se les permitió tomar una siesta a las dos de la tarde, mientras que la otra mitad no lo hizo. A las seis de la tarde se reunió todo el grupo para reiniciar el aprendizaje y lo que se encontró fue que aquellos estudiantes que no durmieron la siesta tuvieron peores resultados en su aprendizaje mientras que aquellos que sí durmieron la siesta, mejoraron mucho.

Al parecer, dormir hizo que, de algún modo, los estudiantes "fijaran" o "cimentaran" los conocimientos, los cuales obviamente los ayudaron a aprender mejor la lección siguiente. El estudio concluye diciendo que una noche sin dormir puede hacer que la capacidad para aprender disminuya en un 40%.

LA IMPORTANCIA DE VACIAR EL HIPOCAMPO PARA APRENDER BIEN, DURMIENDO BIEN

El cerebro es un órgano compuesto por múltiples núcleos y regiones cerebrales, áreas compuestas por neuronas especializadas para cumplir cierta función. Así, por ejemplo, en el cerebro se encuentran las regiones de la vista, del oído, del apetito, de la sed, del mantenimiento de la temperatura, entre muchas otras.

Una de esas regiones cerebrales es el llamado *hipocampo*, porque tiene una forma parecida a un caballito de mar y queda profundamente situado en la base del cerebro. Su función estuvo por mucho tiempo relacionada con las emociones, pero últimamente su actividad ha sido relacionada con la memoria. Al respecto, una de las zonas cerebrales que presentan daño temprano en los pacientes con Enfermedad de Alzheimer es el hipocampo. Como sabemos, la Enfermedad de Alzheimer se caracteriza por profundos trastornos en la memoria reciente.

Según la teoría del almacenamiento de la memoria, todo lo que aprendemos durante el día se va "almacenando" progresivamente en el hipocampo, el cual se va llenando con nueva información. Al parecer, es durante el sueño que esa información es trasladada a la zona de la corteza cerebral frontal, lugar en que radican las llamadas funciones intelectuales superiores del cerebro. Según esta teoría entonces, al despertar del sueño, el hipocampo está vacío y listo para almacenar más información.

A manera de comparación, el hipocampo sería como la bandeja de entrada de tu correo electrónico, la cual ha recibido tantos mensajes que ya no puede aceptar otros nuevos hasta que los hayas borrado o los hayas distribuido en sus respectivas carpetas. De acuerdo a esta teoría entonces, dormir es fundamental para el proceso de aprendizaje en el ser humano.

LOS CICLOS CIRCADIANOS

Si alguna vez te has preguntado por qué estamos despiertos de día y dormimos de noche, la respuesta radica en la existencia de los *ciclos circadianos*.

Se conoce como ciclo circadiano (del latín *cerca a un día*) al periodo de tiempo (generalmente de 24 horas) en el cual ocurren cambios físicos, mentales y de comportamiento en el ser humano. Lo interesante es que ese ciclo circadiano se produce como respuesta a los cambios naturales de luz y oscuridad en el medio ambiente y no es exclusivo del ser humano, sino que se produce también en animales, plantas y hasta en microbios. El estudio de los ciclos circadianos se llama *cronobiología*.

Los ciclos circadianos están regulados por una pequeñísima zona del cerebro llamada *núcleo supraquiasmático*, que se encuentra justo en el lugar en que los nervios ópticos, que llevan las imágenes de los ojos al cerebro, entran en este último. Ese núcleo es nuestro reloj biológico y es el que determina nuestros periodos de sueño y de vigilia. Otras funciones del reloj biológico son la regulación de la temperatura y del apetito (es por eso que las personas que no duermen bien tienen más sobrepeso, porque tienen más apetito).

Debido a su posición, justo en el lugar donde entran al cerebro los nervios ópticos, el núcleo supraquiasmático percibe si es de día o de noche. Si el caso fuera que es de noche, ese núcleo le ordena a una pequeña glándula, llamada *glándula pineal*, que produzca una hormona llamada *melatonina*, la cual nos provoca el sueño.

LAS ETAPAS DEL SUEÑO

Durante muchos años se creía que el cerebro "descansaba" durante el sueño y que por lo tanto no tenía ninguna actividad. Quizás el hecho de ver que una persona dormida tenía los ojos cerrados, respiraba tranquilamente y permanecía inmóvil llevó a esa idea equivocada.

El electroencefalógrafo (EEG), un aparato que es capaz de registrar y graficar las ondas eléctricas cerebrales, fue inventado en 1924 y durante muchos años fue usado principalmente para estudiar diversas enfermedades cerebrales en personas despiertas. De ese modo, ese instrumento fue muy útil en el estudio de la epilepsia, de los tumores cerebrales y muchas otras enfermedades.

Fue recién en 1952 que un estudiante de la universidad de Chicago, Eugene Aserinsky, y su mentor Nathaniel Kleitman, descubrieron que el cerebro de las personas dormidas también tenía actividad eléctrica. Aserinsky contaba cómo su curiosidad por estudiar la actividad eléctrica del cerebro durante el sueño nació al observar cómo se movían los párpados de las personas dormidas. Esa observación llevó al descubrimiento de la llamada etapa REM del sueño.

El sueño tiene dos grandes variedades, diferentes como el día y la noche: el sueño REM y el sueño No-REM (abreviado NREM). El sueño NREM está a su vez dividido en etapas 1, 2, 3 y 4.

Normalmente, la persona empieza en el sueño 1 y avanza progresivamente al 2, 3 y 4 y llega a la etapa 5 o REM, luego de lo cual empieza nuevamente el ciclo empezando con la etapa 1. Cada ciclo dura aproximadamente de 90 a 110 minutos. Se calcula que el 50% de todo el tiempo de sueño en un adulto trascurre en la etapa 2, el 20% en la etapa REM y el 30% en las restantes etapas.

Etapa 1

Ocurre en los primeros 5 a 10 minutos del sueño y se caracteriza por relajación muscular y una sensación de estar mareado o de caer al vacío. Es un sueño muy ligero y puede considerarse como una transición entre el estar despierto y el estar dormido. En esta etapa, los ojos están cerrados e inmóviles, y pueden presentarse sobresaltos musculares llamados *mioclonías*. Si la persona es despertada en este estado, generalmente dice que no está dormida, y que "solamente estaba con los ojos cerrados".

Etapa 2

Este es también un periodo de sueño ligero que dura aproximadamente 20 minutos y en el cual la lenta actividad eléctrica de la etapa 1 es reemplazada por ráfagas de ondas eléctricas, que alternan con ráfagas más lentas. En esta etapa, la maquinaria corporal se está preparando para realmente dormir (como dirían los muchachos de ahora, para "desconectarse"). Esto es evidente al notar que los músculos se relajan mucho más, la temperatura corporal desciende y disminuye la frecuencia de latidos del corazón.

Etapa 3

En esta etapa, el sueño es ya más profundo y eso se nota en que las ondas cerebrales registradas con el electroencefalógrafo son más lentas y profundas y reciben el nombre de *ondas delta*. Este sueño es una transición entre las etapas ligeras de sueño 1 y 2 y la etapa 4 más profunda.

Etapa 4

En esta etapa, el sueño es muy profundo, los músculos están completamente relajados, el corazón late más lentamente, y la respiración es más lenta también. Dura aproximadamente 30 minutos y debido a la relajación completa de los músculos, incluyendo la de los esfínteres, es en esta etapa que niños y adultos pueden mojar la cama. En esta etapa ocurren también el sonambulismo y los terrores nocturnos. Si la persona es despertada en esta etapa del sueño, siente que está mareada y desorientada.

* * *

Hasta aquí llegan las cuatro etapas del sueño NREM. Es muy importante saber que durante estas primeras cuatro fases del sueño, especialmente en las etapas profundas 3 y 4, ocurren cambios muy importantes en el cuerpo. Las células se reparan y los tejidos se regeneran, los músculos y huesos se forman y el sistema inmunológico de defensa se renueva. Esa es probablemente la razón por la que niños y jóvenes, que gozan de mayor crecimiento y regeneración celular, duermen más tiempo y con mayor profundidad. En cambio, a medida que pasan los años y envejecemos, se observa que el sueño es más superficial. Al respecto los estudios indican que es un mito que las personas mayores necesiten dormir menos. Lo cierto es que, a pesar de que la profundidad del sueño disminuye progresivamente, con los años el número de horas que se necesitan permanece constante. Ese conocimiento nos debe hacer reflexionar acerca de la importancia que tiene el buen dormir para llegar a viejo lo más joven posible.

Aquellas personas que sacrifican el buen dormir están sacrificando también la capacidad que tiene su organismo de regenerarse y vivir más tiempo.

EL SUEÑO REM O ETAPA 5 DEL SUEÑO

La sigla REM proviene de la primera letra de las palabras *Rapid Eye Movement* y significa Movimiento Rápido de Ojos. Como dijimos anteriormente, cuando Aserinsky descubrió en 1952 la etapa REM del sueño, lo hizo motivado por la observación de que los párpados de las personas se mueven durante el sueño. Él había observado que en cierto momento del sueño, los ojos se movían rápidamente en todas las direcciones y que ese movimiento iba acompañado por otros cambios en el cuerpo. Los estudios eléctricos cerebrales documentaron luego que en esos momentos el cerebro generaba ondas eléctricas cerebrales muy rápidas y características, similares a las que se obtienen cuando la persona está despierta.

En los recién nacidos, 80% del sueño es REM, en los infantes y preescolares, el periodo REM puede llegar al 50% del total de sueño. En la adolescencia y la juventud, el porcentaje de sueño REM disminuye progresivamente y en los adultos, el sueño REM constituye aproximadamente el 25% del periodo de tiempo del sueño.

Lo asombroso del sueño REM es que, luego de que en las etapas 3 y 4 las funciones vitales se hacen más lentas y todo el cuerpo se sume en un estado de relajación máxima, en la etapa REM ocurre una súbita tormenta interna en pleno sueño. Los ojos empiezan a moverse rápidamente dentro de sus orbitas, el corazón empieza a latir rápidamente, la presión arterial aumenta, la respiración se hace más rápida, superficial e irregular e incluso se pueden escuchar gemidos.

En esta etapa del sueño REM, el hombre que no sufre de daño orgánico en el sistema genital, puede presentar erecciones sostenidas y en las mujeres ocurre mayor circulación sanguínea y lubricación vaginal y entumecimiento del clítoris. Este hecho es muy importante para el varón porque permite distinguir entre una disfunción eréctil de tipo psicológico y de tipo orgánico. Si el hombre presenta erecciones nocturnas, su sistema genital está intacto y es probable que la causa de la disfunción sea psicológica.

Lo increíble es que a pesar de que todo el interior del cuerpo está agitado y en mayor funcionamiento, los músculos están completamente relajados y la persona está completamente inmóvil. Es por eso que a esta etapa con intensa actividad interna y parálisis muscular se la llama *sueño paradójico*. En un raro trastorno llamado *trastorno del comportamiento del sueño REM*, la persona no paraliza sus músculos y puede tener movimientos violentos cuando está soñando. Por ejemplo, si sueña que está jugando fútbol, puede patear las sabanas o a la persona con la que está durmiendo.

El asunto es que toda esa tormenta de cambios corporales está asociada a cambios eléctricos cerebrales que muestran ondas rápidas similares a las que se tienen cuando la persona está despierta. Es decir, en esta etapa REM, ¡el cerebro está funcionando como si estuviéramos despiertos!

El sueño REM empieza aproximadamente a los 90 minutos después de haber empezado a dormir, y se presenta de cuatro a cinco veces durante la noche, empezando con un breve periodo de 10 minutos, y alargándose progresivamente en cada ciclo; el ultimo episodio REM puede durar hasta una hora. El total de sueño REM en una buena noche puede llegar a ser de 90 a 120 minutos y es en esta etapa del sueño REM en la que se producen los sueños.

Es un misterio el por qué se presenta esta paradójica etapa del sueño REM. Al igual que las teorías para explicar el por qué dormimos, se piensa que esta es una etapa de consolidación de aprendizaje. Pero debido a que casi todo el sueño en los recién nacidos es REM, se piensa que esta etapa es también importante en la estimulación del desarrollo cerebral.

Por último, es también un misterio por qué se mueven los ojos durante esta etapa REM. Algunos piensan que esos movimientos se producen porque la persona está soñando y está por tanto siguiendo las acciones de su sueño con la mirada, pero el hecho de que se presenten también en los fetos y en las personas que nacen ciegas, negaría la teoría de que los ojos se mueven porque se están siguiendo los sueños con la mirada.

EL SUEÑO COMO VÍCTIMA DE LA VIDA MODERNA

No hay duda de que el delicado mecanismo del ciclo circadiano que acabo de describir y el sueño en general son víctimas de nuestro estilo de vida moderno. Imaginemos sino cómo era la vida hace doscientos años, antes de la invención de la luz eléctrica.

Al ponerse el sol, probablemente la gente se alumbraba con alguna antorcha, compartía un momento breve con la familia y se iba a la cama poco tiempo después para despertar invariablemente con la salida del sol. Es decir, la gente dormía sus horas completas cada noche, pasaba por todas las etapas del sueño y estaba despierta y alerta durante el día; y todo porque gozaba de un ciclo circadiano guiado por la puesta y la salida del sol.

En la actualidad, la cosa es diferente. Llega la noche y se prenden las luces de la casa, a veces tan brillantes que parece aún de día. Los televisores están prendidos, las computadoras y tabletas encendidas, los niños están distraídos con sus juegos digitales o sus "chats". Es decir, pasan las horas de la noche y seguimos despiertos, nuestro núcleo supraquiasmático se desorienta porque los ojos le siguen informando que todavía hay bastante luz y parece de día. Eso hace que la glándula pineal no elabore la cantidad adecuada de hormona melatonina y por tanto no tengamos la urgencia de dormir a pesar de ser ya las 11 o 12 de la noche y de que hayan pasado varias horas desde que se ocultó la luz del sol.

Al final nos vamos a dormir y muchas veces el sueño se hace difícil porque hemos comido abundantemente, o hemos tomado un café, una soda con cafeína o un trago de alcohol antes de ir a la cama. El asunto es que dormimos menos tiempo del que necesitamos, nuestras etapas de sueño son cortas y no tenemos suficiente tiempo del importante sueño REM.

Al día siguiente, el despertador suena temprano y tenemos que levantarnos a regañadientes, no hemos dormido lo suficiente y durante todo el día nos sentimos agotados, irritables y con sueño. No rendimos en los estudios o en el trabajo y lo peor es que esa noche repetimos todo el mismo ciclo negativo convirtiéndonos en seres humanos tipo zombis, crónicamente privados de sueño.

Una mención especial merecen los problemas del sueño que presentan los fumadores o aquellos que usan el alcohol para dormir. Por su adicción a la nicotina y los síntomas que ocasiona su ausencia, los fumadores se despiertan a las tres o cuatro horas de haberse quedado dormidos por lo que duermen muy ligeramente y tienen periodos más cortos de sueño REM. Por su parte, el alcohol puede hacer que la persona se duerma más rápidamente, pero el sueño que se obtiene es superficial, con menos duración del reparador sueño REM o de las etapas 3 y 4. Es por eso que la persona que abusa del alcohol en las noches, despierta muy cansado y como si no hubiera dormido bien, a pesar de que pudo haber "dormido" por seis u ocho horas.

Las consecuencias de la falta de sueño sobre la salud son muchas. Muchas enfermedades están asociadas a los trastornos del ritmo circadiano. Trastornos de la memoria, tendencia al pensamiento incoherente, depresión y trastornos bipolares son algunos problemas relacionados a la salud mental. Debido a alteraciones en el sistema inmunitario de defensa, la falta de sueño puede producir infecciones frecuentes y se postula que el cáncer y la diabetes podrían también estar relacionadas al no dormir bien.

VENTAJAS DEL BUEN DORMIR

Las ventajas de una buena noche de sueño son extraordinarias. Es importante entender que cuando de dormir bien se trata, no solo es importante la cantidad sino también la calidad del sueño. Como hemos visto, es importante que al dormir completemos las diferentes etapas del ciclo de sueño. Estas etapas no solo progresan ordenadamente, sino que van haciéndose más prolongadas en cada ciclo. Cualquier interrupción del sueño en la noche interrumpirá también los ciclos de sueño e impedirá que estos se completen adecuadamente. Sin temor a equivocarnos, podemos decir que la calidad de funcionamiento cerebral de nuestros días depende de la calidad de sueño que tenemos en las noches.

Las ventajas de un buen sueño *sobre el rendimiento* son muchas. Nuestro pensamiento y memoria son mucho mas eficientes lo cual nos permite estar más lúcidos y creativos durante el día.

Las ventajas *sobre nuestro humor y comportamiento* son también obvias. Una persona que no duerme bien está irritable, tiene conflictos personales y no es capaz de tomar decisiones adecuadas en su vida y su trabajo. Se ha visto que las personas que no duermen bien son impulsivas y pueden tomar riesgos innecesarios. Se ha visto también que la depresión es más frecuente en personas que tienen un problema crónico con el sueño.

Las ventajas *sobre la salud* son también muchas. Algunos estudios relacionan la falta de sueño con el desarrollo de presión alta y enfermedades del corazón. Como hemos visto anteriormente, una buena noche de sueño favorece los procesos de reparación de los tejidos y la actividad de nuestro sistema inmunológico. Eso hace que los niños produzcan mayor cantidad de hormona de crecimiento y todos tengamos mayor resistencia a las infecciones. El buen dormir balancea también el consumo de energía del cuerpo y se ha demostrado una directa relación entre el dormir mal y el mayor consumo de alimentos ricos en calorías, situación que lleva a la obesidad y la diabetes.

TRASTORNOS DEL SUEÑO

Los trastornos del sueño son más comunes de lo que uno imagina. Se calcula que cada año, 40 millones de personas en Estados Unidos tienen severos problemas de sueño, lo que ocasiona alteraciones en el trabajo, en actividades sociales y en el manejo de vehículos. Cada año, esos problemas de sueño hacen que se gasten 16 mil millones de dólares en tratamientos y otros gastos directos de salud. Esa cifra no incluye los miles de millones de dólares que se gastan por la falta de productividad y otros gastos indirectos.

En general, los más de cien trastornos del sueño que existen pueden agruparse en las siguientes cuatro categorías:

1. Dificultad para conciliar el sueño y permanecer dormido: el insomnio.
2. Dificultad para mantenerse despierto durante el día; la hipersomnias. Las sufren las personas que se quedan dormidas en cualquier parte y son causadas, entre otras, por la apnea del sueño, la narcolepsia y el síndrome de las piernas inquietas.
3. Dificultad para mantener un horario regular de sueño. Se da con frecuencia en los viajeros en aviones y trabajadores nocturnos.
4. Comportamientos anormales durante el sueño: la parasomnia. Las más comunes son las pesadillas, los terrores nocturnos y el sonambulismo.

A continuación, describiremos algunos de los trastornos más comunes del sueño.

Insomnio

El insomnio es el trastorno más frecuente del sueño en el ser humano. Se calcula que el 60% de las personas lo sufre en algún día de la semana y que lo padecen el 30% de los hombres y el 40% de las mujeres. El insomnio es de dos tipos: aquel que se presenta como una dificultad para quedarse dormido y aquel que nos hace despertar antes de tiempo y nos impide volver a conciliar el sueño. Una persona puede tener uno de esos tipos o ambos. El resultado es el mismo: la persona no duerme bien y se siente cansada durante el día, no puede concentrarse, tiene problemas con la memoria y se queda dormida en diferentes situaciones.

El insomnio puede dividirse en dos grandes grupos: el insomnio primario, de causa desconocida, y el insomnio secundario, que obedece a alguna causa identificable y, por tanto, corregible. Las causas más comunes de insomnio secundario son problemas de trabajo, de familia, estrés, problemas de salud, medicinas, dolor crónico, alcohol y cafeína.

El insomnio se clasifica también como agudo (aparece de un momento a otro y es generalmente de corta duración) y crónico (aparece poco a poco y dura mucho tiempo). La gran mayoría de casos de insomnio secundario son agudos y duran algunos pocos días. Si el insomnio dura más de cuatro semanas, ya se habla de un insomnio crónico.

Para tratar el insomnio es conveniente definir con el médico si el problema es primario o secundario. De encontrarse la causa, es importante corregirla para lograr el alivio del insomnio. Algunas veces, un corto tratamiento con algún medicamento puede ser útil, pero lo principal es eliminar la causa del insomnio. El insomnio crónico es más difícil de tratar, los medicamentos y tratamientos especializados, incluyendo un tratamiento del comportamiento, pueden ayudar.

Apnea del sueño

La palabra apnea proviene del griego *a* que significa "ausencia de" y *pnea*, que significa "respiración", de tal modo que, literalmente, apnea puede definirse como "ausencia de respiración". Para entender este trastorno, es conveniente saber que el principal síntoma de la apnea del sueño es el ronquido.

Cuando una persona ronca, el molesto sonido es producido por la obstrucción del paso del aire en algún lugar del trayecto de las vías respiratorias. Por cada minuto que se pasa roncando, la cantidad de aire que entra y sale de los pulmones disminuye progresivamente. Esto hace que la cantidad de oxígeno que se absorbe en los pulmones y pasa a la sangre disminuya progresivamente y, a su vez, hace que el bióxido de carbono, un gas que se elimina del cuerpo con la respiración, aumente en la sangre. Cuando el nivel de oxígeno y de bióxido de carbono en la sangre llega a un límite de alarma, la persona deja de respirar durante algunos segundos. Esto activa el centro cerebral que controla la respiración y la persona que está roncando se despierta bruscamente porque se está quedando sin aire. Al quedarse sin aire (apnea) la persona se reincorpora, cambia de posición y luego sigue durmiendo. En los próximos minutos vuelve a roncar, vuelve a quedarse sin oxígeno y vuelve a quedarse sin aire.

Ese ciclo se repite decenas de veces cada noche durante todas las noches y se ha descubierto que esa disminución de los niveles de oxígeno en la sangre produce tanto daño en el corazón como el que produce fumar cigarrillos o la presión arterial alta o hipertensión. La apnea del sueño está relacionada a un mayor riesgo de infartos cardiacos, derrames cerebrales y presión alta. Del mismo modo, se calcula que una persona con severa apnea del sueño tiene tres veces más posibilidades de sufrir un grave accidente de tránsito por quedarse dormida al volante.

Se calcula que 20 millones de personas, incluyendo niños, sufren de apnea del sueño en Estados Unidos. El sobrepeso y la obesidad están íntimamente relacionados a la aparición de esta no solo molesta, pero peligrosa condición.

Una persona con apnea del sueño debe ser evaluada por un especialista en medicina del sueño. El profesional hará un examen llamado *polisomnografía* en el cual, se estudiarán durante la noche, el flujo de aire que entra y sale de los pulmones durante la respiración, los niveles de oxígeno en la sangre, la posición del cuerpo al dormir, las ondas eléctricas cerebrales (EEG), el esfuerzo y la frecuencia respiratoria, la actividad eléctrica de los músculos, los movimientos oculares y la frecuencia cardiaca. Esos exámenes permitirán determinar la severidad del proceso y dar el tratamiento correspondiente, el cual puede ir desde simplemente bajar de peso y evitar dormir de espaldas o algún tipo de cirugía correctiva de las vías respiratorias.

Es importante saber que, debido a que una persona con apnea del sueño tiene desde ya una depresión del centro respiratorio, no debe nunca tomar sedantes o pastillas para dormir porque estos medicamentos pueden ocasionar un paro respiratorio.

Narcolepsia

Esta es un extraña enfermedad de carácter hereditario que afecta aproximadamente a 250.000 personas en Estados Unidos. A pesar de haber dormido bien, la persona con narcolepsia sufre de "ataques de sueño" en los lugares menos pensados, los cuales pueden durar de 1 a 30 minutos. La persona se queda dormida en un restaurante, en medio de una reunión con el jefe o mientras maneja un vehículo.

La narcolepsia empieza en la infancia o adolescencia y puede originar una severa limitación en la vida social de una persona. Imaginémonos a una persona que se queda dormida en medio de una reunión de negocios o lo peligroso que puede ser que alguien se quede dormido mientras conduce su vehículo en la carretera.

Los ataques de narcolepsia pueden estar asociados en el 70% de los casos a una rara y curiosa condición llamada *cataplexia*. En la cataplexia, y casi siempre después de una situación emocionalmente intensa (extrema alegría, rabia, miedo, sorpresa, orgasmo, vergüenza o un ataque de risa), la persona afectada sufre una severa debilidad muscular que puede ser localizada o en todo el cuerpo. Si la relajación muscular es generalizada, la persona puede caer al suelo pero sin perder la conciencia.

Además de siestas repetidas durante el día y de evitar comidas pesadas y el uso del alcohol, el tratamiento moderno de la narcolepsia incluye el uso del medicamento Modafinil (Provigil) y si existe cataplexia, se adiciona el oxibato sódico (Xyrem).

En 1999 se descubrió que la narcolepsia asociada a la cataplexia está relacionada a la falta de actividad de un gen llamado *receptor de hipocretina 2*. Este descubrimiento abre las puertas para que se puedan desarrollar medicamentos específicos que puedan suplir la falta de actividad del gen defectuoso.

Síndrome de las piernas inquietas

A pesar de manifestarse con sensaciones y movimientos de las piernas, este problema relativamente frecuente es considerado un trastorno del sueño porque en un estudio reciente se vio que más del 30% de los casos de insomnio en personas mayores de sesenta años está relacionado a su presencia.

El síntoma más importante de esta condición es una urgencia incontrolable de mover las extremidades inferiores para calmar una molesta sensación que se percibe en ambas piernas y que es descrita de diversas maneras por las personas que la sufren. Algunos dicen que es una quemazón, otros dicen que sienten como si les subieran insectos por las piernas, otros sienten como adormecimientos o cosquillas. Este trastorno ocurre en un 3 a

15% de la población, y se presenta con más frecuencia de diez de la noche a cuatro de la mañana. Durante el día, el síndrome se manifiesta como un incontrolable deseo de mover repetidamente las piernas.

El tratamiento usa medicamentos que aumentan la cantidad de una sustancia cerebral llamada dopamina.

Síndrome del viajero en avión

Hemos dicho que el ritmo circadiano está delicadamente regulado por los cambios que ocurren con la salida y la puesta del sol. El asunto es que en esta vida moderna, es muy fácil tomarse un avión después del almuerzo en Nueva York a las 4 de la tarde y aterrizar después de siete horas de vuelo a las 7 de la mañana en la ciudad de París. En nuestro cerebro recién es la una de la mañana, no hemos dormido nada y tenemos que adecuarnos al día que recién empicza en París. Este trastorno del ritmo circadiano origina cansancio, fatiga, irritabilidad y hasta nausea, vómitos y diarreas. Nuestro cerebro tarda varios días en acostumbrarse a esos bruscos cambios en el huso horario.

No hay un buen tratamiento para este problema de la vida moderna, el cual se resuelve espontáneamente en dos o tres días. Algunos estudios han demostrado que el uso de la melatonina antes de ir a dormir en el nuevo destino puede ser útil para regular el ritmo circadiano. Recordemos que la melatonina es una hormona natural que se produce en mayor cantidad cuando llega la noche, momento en que nuestro cerebro se da cuenta de que es hora de dormir.

Trabajadores nocturnos

Las personas que tienen que trabajar de noche sufren síntomas muy parecidos a los de los viajeros de avión. Algunos estudios han demostrado que los trabajadores nocturnos sufren de insomnio y falta de concentración permanentes y tienen más riesgo de enfermedades del corazón, trastornos del aparato digestivo y problemas emocionales y de salud mental. Un estudio encontró por ejemplo que los médicos que trabajan frecuentemente de noche tienen el doble de posibilidades de malinterpretar las pruebas de laboratorio de sus pacientes con el consiguiente peligro para la salud de sus enfermos. Esa es la razón por la que, actualmente, se ha regulado el número de horas que duermen y trabajan los internos y residentes de medicina en los hospitales en Estados Unidos.

Tener luces muy brillantes y permitir siestas cortas durante la noche puede ayudar a minimizar los riesgos en la salud de los trabajadores nocturnos.

Parasomnias

Este es un grupo muy variado de trastornos que ocurren porque la persona que duerme se despierta durante alguna de las etapas del sueño (REM o NREM) y se caracterizan por el desarrollo de algún tipo de comportamiento disruptivo. Son más frecuentes en niños pero pueden presentarse a cualquier edad.

Las pesadillas ocurren cuando una persona que está en la etapa REM despierta bruscamente y se caracteriza por la súbita sensación de miedo, terror y ansiedad en relación a un sueño que la persona afectada es capaz de describir en detalle. Ocurren por enfermedades, ansiedad, pérdida de un familiar o severo estrés.

Los terrores nocturnos ocurren cuando la persona despierta en la etapa 3 del sueño profundo. A diferencia de la pesadilla, la persona está medio dormida cuando despierta y no recuerda lo que estaba soñando y al día siguiente no recuerda lo que sucedió. Es más frecuente en niños y en personas adultas que abusan del alcohol.

El sonambulismo ocurre cuando la persona despierta en la etapa 3 del sueño profundo, pero lo hace en la primera etapa del ciclo del sueño, cuando recién se está empezando a dormir. La persona afectada es capaz de realizar complejas acciones y tiene los ojos abiertos, pero es peligrosa porque no puede ver los detalles y puede sufrir accidentes. Es más frecuente en niños de entre seis y doce años de edad. Una curiosa variedad de sonambulismo es la denominada *sexomnia*, la cual consiste en que la persona (hombre o mujer) tiene relaciones sexuales en un estado de sonambulismo. Obviamente, la persona con sexomnia no recuerda nada de lo sucedido.

La parálisis del sueño puede ocurrir al comienzo del sueño o al despertarse y se caracteriza por una sensación que la persona siente de que está despierta pero que no puede mover ningún músculo y está paralizada. Esta sensación es de corta duración, causa mucha angustia y termina inmediatamente por un ruido o si se toca a la persona. Es más frecuente en personas que se encuentran muy agotadas por no haber dormido durante varios días y en las personas que sufren de narcolepsia.

El trastorno del comportamiento del sueño REM ocurre cuando una persona que está soñando alguna situación violenta y se encuentra en plena etapa REM se despierta de un momento a otro. El sueño puede ser tan vívido y sentirse tan real, que en sus bruscos movimientos, el soñador puede lesionarse o lesionar a la persona con la que duerme. Imaginemos que el sueño es patear una pelota o jugar al golf. En su acción, la persona que está soñando puede lesionar al compañero de cama. Es más frecuente en hombres mayores de cincuenta años y puede ser un síntoma de algún serio trastorno cerebral.

La enuresis nocturna u orinarse en la cama ocurre cuando la persona afectada es incapaz de controlar el esfínter urinario. Muchas veces coincide con un sueño en el que la persona está efectivamente orinando, pero puede ser causada también por diversas enfermedades como la diabetes, las infecciones urinarias y la apnea del sueño.

RELACIÓN ENTRE OBESIDAD Y FALTA DE SUEÑO

Recientemente se ha revelado una curiosa pero potencialmente problemática relación entre el sueño y el peso de una persona. Para entender este asunto hay que saber que el ciclo de hambre y saciedad del ser humano está regulado por dos hormonas, cuya función e interrelación están en pleno estudio. En el estómago e intestinos se produce una hormona llamada *ghrelina* u hormona del hambre, la cual aumenta el apetito. Por su parte, las células de grasa de nuestro cuerpo producen otra hormona llamada *leptina* u hormona de la saciedad, cuya función es disminuir el apetito.

Después de revisar las publicaciones científicas que relacionaban la falta de sueño y la obesidad, la Dra. Kristen Knutson de la Universidad de Chicago documentó que las personas que no duermen lo suficiente tienen durante el día altos niveles de ghrelina (más apetito) y menores niveles de leptina en la sangre (no se llenan después de comer). El resultado de este desbalance hormonal es que la falta de sueño ocasiona obesidad por un aumento en la cantidad de comida que se consume. Y para agravar las cosas, dos recientes estudios han encontrado que a las personas que no duermen bien se les antojan más de alimentos dulces y ricos en harinas.

En conclusión, la falta de sueño origina obesidad por dos mecanismos: consumo de mayor cantidad de comida y consumo de mayor cantidad de alimentos no saludables.

¿CUÁNTO TIEMPO NECESITAMOS DORMIR?

La cantidad de sueño varía de acuerdo a la edad de la persona. Los recién nacidos duermen entre dieciséis y dieciocho horas. Los niños preescolares duermen entre once y doce horas. Los niños en edad escolar y los adolescentes necesitan diez horas y los adultos entre siete y ocho horas. Mucha gente cree equivocadamente que a medida que envejecen, los adultos necesitan menos horas de sueño. Lo cierto es que a pesar de que los adultos mayores necesitan el mismo tiempo de sueño, este es más ligero y las etapas de sueño profundo son más cortas.

CONSEJOS PARA DORMIR BIEN

Las siguientes son las recomendaciones de los Institutos Nacionales de la Salud de Estados Unidos:

1. Desarrolla el hábito de acostarte y levantarte siempre a la misma hora, incluso en los fines de semana. Esto te ayudará a desarrollar un eficiente ritmo circadiano.
2. Trata de no hacer ejercicio en la noche. El ejercicio diario es una excelente costumbre para el mantenimiento de la salud, pero mucha gente es sensible al ejercicio nocturno y eso le impide dormir bien.
3. Evita la cafeína y la nicotina, ambas son drogas estimulantes. El efecto de la cafeína puede durar hasta ocho horas. Ten cuidado

con bebidas y alimentos como las sodas, el té y el chocolate que pueden contener cafeína.

4. Evita el alcohol antes de irte a la cama. El alcohol podrá hacerte dormir más rápido pero ese sueño será superficial y te desvelará.

5. Evita comer abundantemente y tomar muchos líquidos antes de ir a la cama. La indigestión te puede hacer dormir mal y el exceso de líquidos te hará levantar a cada rato para vaciar la vejiga.

6. Averigua bien con tu médico si puedes tomar tus medicinas por la noche. Algunos medicamentos contra la presión, la tos y el asma pueden interferir con el sueño.

7. No tomes siestas después de las tres de la tarde. Las siestas pueden ser buenas, pero una larga y tardía siesta puede no dejarte dormir en la noche.

8. Usa el dormitorio solo para dormir. Evita usar el dormitorio para trabajar o ver televisión. Ten una lámpara con luz tenue y que te invite a dormir. Trata de mantener la temperatura ambiente tirando a fría, eso te estimulará a abrigarte y te ayudará a dormir.

9. No pelees con tu cama. Si te cuesta dormirte en seguida, levántate y haz algo fuera de la cama. Muchas personas se acostumbran a "pelear" con la cama e inconscientemente aprenden a relacionar su cama con el insomnio.

10. Desarrolla el hábito de hacer algo relajante antes de irte a la cama. Eso te relajará y te permitirá dormir mejor. Algunas de esas actividades pueden ser leer quince minutos antes de ir a la cama, tomar un baño caliente en la tina o escuchar música suave.

11. Haz del buen dormir una prioridad en tu vida y no sacrifiques tu sueño por otras actividades que, a pesar de ser placenteras, harán que tu calidad de vida sufra al día siguiente.

7

¡Ay, el estrés me mata!

Si la tribuna nos grita y abuchea…
hay que saber manejar el partido para no afectar nuestro juego…

En el intento por llegar a viejos, con la mayor juventud posible, es importante que aprendamos a controlar el estrés en nuestras vidas. El estrés, esa enfermedad moderna que tanto estrago causa en la humanidad, es un asesino silencioso y que muchas veces se disfraza de otras enfermedades. No es raro que la persona que sufre de estrés deambule por los consultorios de muchos médicos, agobiado por padecimientos físicos que no tienen aparente explicación.

En este capítulo te explicaré qué es el estrés, cuántos tipos de estrés existen y sobre todo, cuáles son mis consejos para poder controlarlo y volcar su fuerza a tu favor.

¿QUÉ ES EL ESTRÉS?

El sistema nervioso de los animales es de dos tipos. Uno se encarga de relacionarnos con el medio ambiente y el otro se encarga de que todos nuestros órganos internos funcionen de manera coordinada y armoniosa. Al primero se lo llama sistema nervioso de relación y al segundo, sistema nervioso autónomo.

La manera en que el sistema nervioso de relación nos conecta con el medio ambiente es a través de nuestros cinco clásicos sentidos. El gusto, el tacto y el olfato son importantísimos en nuestra relación con lo inmediato y lo personal. Además de su importante rol en la supervivencia, esos sentidos están como "más circunscritos", más en sintonía con nuestras preferencias personales. Por otro lado, la vista y el oído son sentidos "más amplios" en su papel de relacionarnos con el medio ambiente, especialmente con otros seres humanos. En ese sentido, además de percibir las características del mundo que nos rodea, la vista y el oído nos informan de los diarios detalles de la vida familiar, de los amigos, del trabajo, de la comunidad y de la sociedad en general.

Por su parte el sistema autónomo funciona de una manera muy diferente porque su acción se basa en un delicado balance entre dos polos opuestos: entre un sistema que acelera y otro que desacelera. Entre un sistema que favorece el rápido y activo funcionamiento de los órganos internos (sistema nervioso autónomo *simpático),* y un sistema antagónico que enlentece y adormece el funcionamiento de los órganos (sistema nervioso autónomo *parasimpático).*

El sistema simpático nos prepara para la pelea, para la batalla, para la supervivencia, para la competitividad. Por el contrario, el sistema parasimpático favorece el funcionamiento equilibrado, balanceado y en tranquilidad de nuestros órganos.

Por ejemplo, ante una señal de peligro en el medio ambiente percibida por alguno de nuestros sentidos, el sistema simpático de los animales (incluyendo el del ser humano) reacciona inmediatamente preparándolo para una batalla.

UN TIGRE EN PELIGRO

Imaginemos que un tigre se encuentra de pronto en la selva con un agresivo y hambriento león. En ese momento, el sistema simpático del tigre hace que sus pupilas se dilaten para poder ver mejor a su atacante, que el corazón lata más rápido para favorecer la circulación de la sangre, que la respiración se haga más rápida para llevar más oxígeno a los pulmones, que el hígado libere a la sangre el azúcar que había almacenado para una situación de emergencia y que los músculos se pongan más tensos y más prestos para la batalla. Gracias al sistema simpático entonces, el tigre está listo para pelear o para huir.

Esa reacción de supervivencia del tigre ante el peligro es la llamada *reacción de estrés* y es una reacción automática de los sistemas neurológico y hormonal (neuroendocrino) y que se expresa a través del sistema nervioso autónomo simpático.

Veamos con más detalle. Inmediatamente cuando el tigre entra en contacto con el león, se le activa una pequeña zona cerebral llamada hipotálamo, la cual produce una hormona llamada CRF (hormona liberadora de corticotrofina). Esta CRF estimula inmediatamente a la glándula pituitaria, la cual produce la hormona ACTH (hormona estimulante de hormona adrenocortical). Esta ACTH hace que las *glándulas suprarrenales* (ubicadas a manera de un sombrerito encima de cada riñón) liberen enormes cantidades de las dos hormonas del estrés: adrenalina y cortisol.

La adrenalina es la hormona del sistema nervioso simpático que acelera todas las funciones de supervivencia en el tigre. Aumenta la presión arterial, hace que el corazón lata mas rápido y aumenta la oferta de energía del cuerpo.

La acción del cortisol en el estrés agudo es muy importante, porque es la que libera el azúcar (combustible) almacenado en el hígado, mejora la utilización de azúcar por el cerebro y estimula la producción de sustancias que disminuyen la susceptibilidad al dolor (endorfinas). Ambas hormonas, adrenalina y cortisol, activan zonas cerebrales que tienen que ver con el desarrollo y la modulación del miedo, de la motivación y del humor.

Pero hay una acción del cortisol que explica el efecto nocivo del estrés crónico, tal como lo definiremos en un momento. Así como el cortisol nos prepara para la batalla, disminuye también aquellas funciones del organismo que no tienen nada que ver con una situación de emergencia. Entre ellas están la disminución en la función del sistema inmunológico, del aparato digestivo, del aparato reproductivo y del proceso de crecimiento. En otras palabras, la reacción del estrés es una reacción *aguda* producida por la súbita producción de grandes cantidades de adrenalina y cortisol.

Y remarcamos que esta reacción de estrés es aguda porque así como apareció súbitamente, se resolvió también rápidamente después de la pelea o de la huida del tigre. En otras palabras, esa reacción de estrés no es duradera y no continúa durante días o semanas. El estrés salvavidas se produjo y sacó del aprieto al tigre, quien minutos después del encuentro ya está tranquilo, respirando más lentamente, con su corazón y sus músculos ya recuperados y pensando, mientras se lame el pelaje, en la situación de la que se ha salvado…

EL ESTRÉS ES UN FENÓMENO BENEFICIOSO

Tal como lo hemos descrito, el estrés es un fenómeno necesario para la vida y hasta cierto punto saludable porque es a la vez un mecanismo de defensa y de supervivencia. De acuerdo a los expertos, el estrés es un fenómeno que permite que nos fijemos metas, que podamos competir y avanzar en la vida. Muchos piensan que sin el mecanismo del estrés, la vida sería sosa y aburrida, sin metas y sin logros.

El estrés es un fenómeno natural diseñado para favorecer la supervivencia de las especies, es automático, involuntario, de corta duración y ha existido desde que el ser humano es ser humano. Pero aquello que es beneficioso, puede convertirse en un arma de doble filo.

EL ESTRÉS COMO PROBLEMA DE SALUD

Esa reacción aguda de estrés que hemos escrito en el caso del tigre, se produce también en los seres humanos porque también nos ocurren situaciones de emergencia (terremotos, accidentes, agresiones físicas o emocionales) y también tenemos glándulas suprarrenales que producen adrenalina y cortisol.

¿Pero te imaginas que el pobre tigre viva así todo el tiempo, que esté constantemente "intoxicado" por la adrenalina y en zozobra permanente, sin poder respirar tranquilo y con el corazón que se le sale por la boca día y noche? Ese animal no podría vivir tranquilo, no podría cazar para sobrevivir, no podría reproducirse, no podría dormir bien, su vida sería miserable, estaría en constante estrés.

Lamentablemente, esa es la situación de muchos seres humanos que viven con estrés permanente, intoxicados noche y día por su propia adrenalina porque perciben que tienen una amenaza, real o imaginaria, pendiendo constantemente sobre sus cabezas, amenaza que obviamente les es difícil resolver.

El problema de salud con el estrés radica en su duración y en la capacidad que tiene la persona de darse cuenta de que está bajo los efectos del estrés. En muchas personas, la constante estimulación producida por la adrenalina y el cortisol dura semanas, meses o años y esa estimulación crónica produce un daño enorme en la salud porque suprime importantes funciones que tienen que ver, entre otras, con el sistema inmunológico o de defensa del organismo.

Síntomas del estrés

El estrés crónico provoca tal cantidad y variedad de síntomas que puede remedar cualquier tipo de enfermedad, razón por la que en medicina se lo ha dado en llamar "el gran imitador".

El estrés puede causar síntomas en el aparato digestivo y urinario y puede causar todos los tipos de dolor imaginables. El estrés puede causar irritabilidad, exceso de sueño o insomnio, puede causar problemas en la piel, en el cuero cabelludo y hasta en la vida sexual. El estrés puede confundirse con la depresión, con la ansiedad y los ataques de pánico. Se piensa también que el estrés puede causar ataques cardiacos y posiblemente tenga que ver con el desarrollo del cáncer.

Por increíble que parezca, muchas personas no se dan cuenta de que están viviendo bajo los efectos del estrés. El torbellino de sus vidas diarias no les permite darse cuenta de que los síntomas que presentan están relacionados con el estrés que no reconocen y por tanto no pueden enfrentar.

Al principio, esos síntomas pueden ser leves y no causar mayor problema. Con el tiempo sin embargo, peligrosas enfermedades pueden ir desarrollándose progresivamente, originando múltiples consultas al médico. Debido a la poca preparación de muchos profesionales de la salud, esos síntomas no son adecuadamente catalogados como pertenecientes a complicaciones de un estrés no identificado y no es raro que los pacientes visiten muchos médicos reclamando que "todo está bien y nadie le encuentra nada". Se calcula que 90% de las consultas médicas en Estados Unidos están de alguna manera relacionadas al estrés.

De no ser adecuadamente reconocido, el estrés crónico puede estar relacionado al desarrollo de la depresión, la diabetes, las enfermedades del corazón, el hipertiroidismo, la obesidad, los trastornos obsesivo compulsivos, la ansiedad crónica, la disfunción sexual en hombres y mujeres y posiblemente el cáncer.

TIPOS DE ESTRÉS

Se acepta que existen cuatro tipos de estrés, los cuales tienen diferentes efectos sobre la salud.

Estrés agudo ocasional

En este tipo de estrés, la persona tiene algún problema o vive una situación que la pone en alerta máxima. A consecuencia de la situación, algunas personas desarrollan una serie de síntomas, los cuales son breves y pasajeros. Algunos ejemplos de estas situaciones son: un accidente de carretera, descubrir que un hijo consume drogas, la pérdida de una oportunidad de promoción en el trabajo, etc. Los síntomas emocionales más comunes son la ansiedad, la irritabilidad y la depresión; los digestivos incluyen dolor de vientre, diarreas, estreñimiento, excesiva producción de gases y ardor de estómago. Los síntomas musculares son muy comunes porque en esta situación de estrés, la persona tiene tendencia a ponerse tensa y a contraer los músculos. El dolor de nuca, de cintura y el dolor en la mandíbula son muy comunes también. Felizmente, para la gran mayoría de las personas, esos síntomas desaparecen en poco tiempo y la vida continúa normalmente.

Estrés agudo continuo

Este tipo de estrés es en el que todos pensamos cuando se menciona la palabra estrés y ocurre cuando la vida es tan desordenada y sin planificación que la persona está siempre "al borde de un ataque de nervios". La persona está siempre apurada, siempre tarde, "le falta tiempo" para todo, se pasa quejando de que la vida es muy dura y de que se siente constantemente cansada. Otros síntomas incluyen una constante preocupación y la idea de que el mundo es hostil y que no se puede progresar, que esa falta de avance los va a llevar a la ruina y que cuando eso ocurra, ellos mismos y sus familias quedarán desamparadas. Este tipo de estrés es peligroso porque los síntomas descritos anteriormente no son ocasionales, sino que la persona los tiene constantemente. La que sufre de este tipo de estrés agudo es la persona que está constantemente consumiendo medicinas para el estómago, para la diarrea, para el dolor de cabeza y para dormir. Lo interesante es que estas personas raramente reconocen que su vida es un caos, generalmente culpan a otros por lo que les pasa y piensan que ese tipo de vida es el que llevan todos y que vivir así es normal. Justifican su estilo de vida diciendo que viven en una sociedad muy competitiva y que el que no progresa se queda atrás.

Estrés crónico

Este estrés es muy especial porque mucha gente ni siquiera se da cuenta de que lo padece e interpreta los síntomas que le produce el estrés como si fueran simplemente parte de "una vida miserable" o de "una vida de mala suerte". Este se produce por ejemplo cuando existe un mal matrimonio, en que uno o ambos miembros de la pareja sufre por años y años los diarios problemas conyugales. El mismo estrés crónico se produce cuando la persona está atrapada en un trabajo que odia, y al que solo va año tras año por no tener el valor o las condiciones para buscar otro. Por otro lado, vecindarios enteros, regiones enteras viven este tipo de estrés crónico por vivir en constante violencia, temiendo salir a la calle por temor a una bala perdida o a un asalto. Este es también el estrés de la gente pobre, que no tiene horizontes en la vida y que tiene que buscarse comida día a día. Este tipo de estrés va desgastando la fibra íntima de la persona, lo vuelve un ser sin esperanza, sin salida y muchos ven el suicidio o el crimen como la única salida a sus problemas. Aquellos que no escogen ese camino caen víctimas de ataques cardiacos, derrames cerebrales e incluso del cáncer.

El estrés post traumático (EPT)

Este tipo de estrés es consecuencia de un severo evento traumático psicológico que ocurre en algún momento de la vida y que origina una serie de síntomas, los cuales pueden durar por el resto de la vida. Algunos ejemplos de situaciones que originan un EPT son una violación, un asalto con arma de fuego, un terremoto, un acto de violencia doméstica o el estar en una guerra. Los síntomas incluyen severa ansiedad, recuerdos incontrolables del evento, pesadillas y el volver a sentir los mismos síntomas que se sintieron durante el evento traumático al experimentar alguna situación que haga que el evento se recuerde (fenómeno eco). Es muy importante que una persona reciba atención psicológica inmediatamente después de un evento psicológico traumático. Cuando eso no sucede, la persona quedará para siempre marcada por el evento, presentando síntomas que la inutilizarán socialmente. La depresión, el alcoholismo, el abuso de drogas, la anorexia nerviosa y el suicidio son algunas de las complicaciones de un EPT. El tratamiento debe ser hecho por un profesional de salud mental y debe comprender tanto psicoterapia (largas conversaciones con el profesional) como medicamentos que puedan controlar los síntomas. Un buen tratamiento puede hacer que la persona regane confianza en sí misma y pueda adaptarse nuevamente a la sociedad.

ESTRÉS EN LOS NIÑOS

Mucha gente cree que los niños tienen una vida despreocupada, libre de problemas. Que ellos comen, duermen, juegan y gozan de la vida bajo el amparo de sus padres y que, por lo tanto, es imposible que tengan estrés.

Lo cierto es que los niños también pueden sufrir de estrés. Recordemos que el estrés ocurre cuando percibimos situaciones que amenazan nuestra integridad física o emocional y sus consecuencias dependen del modo en que respondemos a ellas. Los niños pueden también percibir esas mismas amenazas y pueden reaccionar de una manera no saludable.

La separación que ocurre cuando el niño empieza a ir a la escuela puede originar las primeras reacciones de estrés en el niño. Posteriormente, las exigencias académicas (obtener buenas calificaciones) y sociales (encajar con otros niños de la misma edad) pueden también generar marcadas reacciones de estrés en el niño.

Los síntomas son de lo más variados y muchas veces difíciles de reconocer. Cambios de conducta súbitos, desarrollo de comportamientos extraños, dolores de vientre y de cabeza a determinadas horas del día (generalmente a la hora de ir al colegio) pueden dar una pista de que el problema puede estar relacionado al estrés.

La mejor manera de enfrentar estos problemas en los niños es a través de la constante comunicación con ellos y el reconocimiento precoz de los cambios en la comunicación. Es muy importante dedicarles todo el tiempo que nos sea posible. Solo una constante comunicación permitirá a los padres ser amigos de los hijos y eso aumentará la posibilidad de que ellos puedan abrirse, compartir sus sentimientos y confiar en sus padres.

MANEJO DEL ESTRÉS

A pesar de que el estrés ha sido siempre parte de la existencia humana y ha sido muy importante para el avance personal y de la sociedad en general, no saber manejar el estrés crónico es probablemente uno de los elementos más dañinos de la vida moderna.

Sin temor a equivocarme te digo que si tú no sabes manejar el estrés en tu vida, no solo no podrás llegar al final del partido de tu vida, sino que la calidad de vida que tendrás será muy mala.

Reconocer el estrés. El punto más importante en el manejo del estrés es que sepas reconocer que lo tienes y que traces un plan para saber enfrentarlo. De acuerdo a los tipos de estrés anteriormente mencionados, ¿cuál de los cuatro tipos padeces? ¿Eres de las personas que viven constantemente angustiadas, "al borde de un ataque de nervios", porque no sabes decir que no y te llenas de proyectos que no puedes acabar? ¿O eres de las personas que viven constantemente infelices por no soportar su situación en el trabajo o estar involucrados en una relación de pareja insatisfactoria? Quizás tuviste algún trauma psicológico en tu infancia o en tu vida que te origina constantes recuerdos y eres incapaz de funcionar en tu vida porque todo te recuerda al episodio traumático. En otras palabras, lo más importante es identificar la causa de tu estrés, llegar a la raíz del problema y querer hacer algo para cambiar.

Yo solo puedo controlar mi reacción al problema, no el problema.

Buscar ayuda profesional. Pocas veces, por no decir nunca, se puede trabajar solo; siempre es importante buscar ayuda profesional, y ese es el primer consejo para superar el estrés: quitarse el prejuicio que se tiene ante la idea de ver a un profesional de salud mental.

Mucha gente piensa todavía, equivocadamente, que los psicólogos o psiquiatras solo tratan a "personas locas". Eso no es cierto, del mismo modo que existen cancerólogos que tratan a pacientes con cáncer avanzado y algunas veces incurable, existen también cancerólogos (muy pocos debemos decir) que solo ven personas sin cáncer evidente, para descubrirlo antes de que cause complicaciones.

Del mismo modo, los psiquiatras no solamente atienden a pacientes con trastornos severos de salud mental, lo que el lenguaje popular llama "locos", sino que también atienden a personas con leves trastornos en su salud mental para corregir el problema a tiempo y evitar que sus vidas se conviertan en existencias infelices e improductivas.

Buscar a un profesional de salud mental es más importante todavía si encuentras que estás usando alcohol, drogas o comida como "medicina" para tratar tu estrés. Y ni qué decir si tienes ideas suicidas con frecuencia. Toda acción empieza siempre con un pensamiento y muchos suicidios empezaron como una idea que empezó a madurar en el cerebro de una persona atormentada por el estrés.

No aislarse. Otro consejo es no aislarte y buscar la compañía y ayuda de amigos o familiares con los que tengas la suficiente confianza como para saber expresar tus sentimientos. Al contar lo que te pasa y buscar ideas para solucionar tus problemas no solo estarás buscando un beneficio práctico a tus problemas, sino que el solo hecho de poder hablar y expresar tus sentimientos, te aliviará enormemente y sentirás que te quitas un peso de encima.

Conocerse a uno mismo. Se dice que en la portada del templo de Apolo en Grecia estaba inscrita la frase "Conócete a ti mismo", una frase muy apropiada para conocer otro consejo en la lucha contra el estrés. Cada uno de nosotros tiene una cierta manera de reaccionar ante el estrés. Algunos empiezan a tomar más alcohol que de costumbre, otros pierden el sueño, por el contrario, otros quieren dormir todo el tiempo y no quieren salir de la cama, otros empiezan a comer descontroladamente, mientras que otros empiezan a olvidarse de las cosas. Es muy importante saber reconocer cómo reaccionamos ante el estrés porque eso nos permitirá saber que el estrés está empezando a originar cambios en nuestro organismo y que debemos hacer un alto en nuestras vidas para eliminarlo. También es importante saber que es normal sentirse triste, desanimado, con rabia o con culpa de cuando en cuando; lo importante es darse cuenta de que esos sentimientos pueden ser adecuadamente manejados.

Establecer prioridades. Una de las causas más frecuentes del estrés es el no saber organizar nuestra vida alrededor de prioridades. Una prioridad es aquella situación que, por su valor estratégico, debe ser enfrentada y re-suelta en primer lugar. Si la prioridad no es resuelta primero y se escoge hacer otras cosas menos importantes, el "cargo de conciencia" por no haber hecho lo más importante hará que se origine el estrés. Para resolver este problema es muy importante preparar por escrito una lista de prioridades y poner las cosas más importantes en primer lugar. Después de escribir la lista de prioridades es vital describir el modo en que se resolverán cada una de esas eventualidades. Si por alguna razón no se pueden lograr los objeti-vos propuestos, es muy importante no sentirse desanimando y debe vol-verse a empezar el proceso. Eso es lo que se llama estrategia de resolución de problemas. Si no puedes hacerlo solo, busca la ayuda de un profesional o de un consejero que te proporcione ideas sobre cómo resolver cada una de las prioridades.

No gracias, no puedo. Otra causa muy importante de estrés es no saber decir que no y aceptar nuevas y más responsabilidades. El día solo tiene 24 horas y si uno tiene muchas cosas que hacer, las hará a expensas de impor-tantes actividades como el sueño o la alimentación. Cuánta gente hay por ahí que dice que "no tiene tiempo ni para comer" y que sacrifica las horas de sueño por terminar proyectos atrasados. El truco está en saber decir que no a los múltiples pedidos que te hagan y que solo sepas aceptar lo que realmente puedes hacer.

¿Vaso lleno o vaso vacío? Una de las actitudes más negativas que tiene el ser humano es fijarse más en lo que no ha hecho o logrado que en lo que sí ha conseguido y verdaderamente logrado. En otras palabras, mucha gente desarrolla estrés porque no sabe apreciar lo que ha logrado y se angustia mucho pensando en lo que hubiera podido haber hecho y no pudo. Hay que evitar quedarse mentalmente "pegado" en los problemas; uno debe concentrarse más en los logros y las soluciones. Al respecto, es muy útil recordar experiencias pasadas, especialmente si estas fueron negativas, para no seguir el mismo camino y usar diferentes soluciones.

Un buen ejercicio es, al llegar el fin del día, preguntarse ¿qué cosa importante para mí, para mi familia, para mi comunidad he hecho hoy? ¿Qué he hecho de bueno en mi trabajo hoy? ¿Hay algo de lo que me siento orgulloso de haber hecho hoy? Hacerse este tipo de preguntas es más importante que el repetirse incansablemente, "hoy día no he hecho nada, los problemas se me acumulan, mañana va a ser peor que hoy día, no sirvo para nada". Si esto no puede lograrse trabajando a solas, es aconsejable buscar ayuda profesional.

Mente sana en cuerpo sano. Con esto quiero decir que para combatir el estrés, es muy importante cuidar la salud personal. Dormir las horas adecuadas, alimentarse saludablemente y consumir agua son elementos muy importantes en el mantenimiento de la salud corporal. Solo una buena salud corporal puede facilitar una buena salud mental. Es importante también darse cuenta de que en situaciones de estrés es muy fácil refugiarse en diversos tipos de sustancias con el objeto de cambiar la manera en que se percibe la realidad. En ese sentido, mucha gente cae fácilmente en la trampa del alcohol, las drogas o el cigarrillo en su intento por librarse del estrés. Es importante darse cuenta de que lo único que hacen esas sustancias es adormecer temporalmente los sentidos, y no corrigen para nada el problema de fondo. Al despertar de su letargo, la persona sigue inmersa en su problema y vuelve a caer en el círculo vicioso del abuso de la sustancia.

Ejercicio para disolver el estrés. Se dice que el ejercicio es para el estrés lo que un cuchillo caliente es para la mantequilla. Durante el ejercicio se liberan sustancias cerebrales llamadas endorfinas, las cuales son consideradas como las hormonas naturales del placer humano. Es durante esos momentos de placer natural que mucha gente cavila acerca de sus problemas, piensa en posibles soluciones, ordena sus pensamientos y cambia de estado de ánimo. Es posible que una mayor oxigenación cerebral contribuya a esa mayor claridad de pensamiento. Muchas personalidades de éxito en el mundo de los negocios han confesado que tuvieron sus mejores ideas mientras hacían ejercicio. Por lo menos treinta minutos de actividad física diaria pueden ser un bálsamo de alivio para el estrés.

Es hora de relajarse. Programa horarios regulares para tus actividades de descanso y de diversión. No todo es trabajo, separa un momento cada día para reencontrarte contigo mismo a través de alguna actividad que te cause placer. Puede ser simplemente mirar una telenovela o un noticiero deportivo, una caminata, una salida al café de la esquina o simplemente escuchar tus melodías preferidas. Separar un tiempo para encontrarse con uno mismo es el mejor regalo que uno se pueda hacer.

Existen soluciones. Existen diversos tipos de tratamiento complementario que pueden ser muy útiles para combatir el estrés. Por ejemplo el yoga, la meditación, la aromaterapia, la musicoterapia y el masaje terapéutico han demostrado que pueden ayudar mucho a relajar el cuerpo y la mente.

Con una pequeña ayuda de mis amigos. En el control del estrés es muy importante "saber compartir" los problemas que causan el estrés. Para eso es importante hablar con amigos y familiares en busca de ideas que ayuden a solucionar los problemas, ordenar los sentimientos y disipar las preocupaciones. Tampoco es mala idea buscar gente que haya pasado por los mismos problemas para comparar las situaciones y buscar soluciones parecidas.

La risa, remedio infalible. Uno de los remedios más poderosos para combatir el estrés es el aprender a reír. Y digo aprender porque, lamentablemente, no todos saben reír. El buen humor y la risa mejoran la circulación sanguínea, aumentan la cantidad de aire que entra a los pulmones y por tanto aumentan el nivel de oxigenación de los tejidos y hacen que el cerebro segregue enormes cantidades de endorfina, la hormona del placer natural. Una nota especial acerca de la cualidad que tienen muchas personas de reírse de sí mismas: dicen que la persona que se ríe de si misma es una persona que ha logrado el máximo nivel de autoestima posible, que ha logrado el perfecto balance entre el cegador triunfalismo y el debilitante derrotismo.

Yo solo controlo mi actitud frente al problema, no el problema mismo. Es imposible poder controlar las cosas que nos suceden en la vida, pero es perfectamente posible controlar nuestra respuesta a las cosas que nos suceden. El motivador Stephen Covey ilustra ese concepto con lo que él llama la regla 90-10. Según esa regla, solo el 10% de nuestra vida está determinado por lo que nos sucede, mientras que el 90% de la vida está determinado *por el modo en que reaccionamos* a lo que nos pasa. Por ejemplo, el hecho de que el tránsito vehicular que encontramos al regresar a casa sea un martirio diario, es un hecho que no podemos controlar (10% de lo que nos pasa), pero nuestra reacción personal a esa congestión (90% de lo que nos pasa) sí está determinada por nuestra respuesta. Si escogemos renegar, tocar la bocina, ser agresivos en el manejo, cambiar de carril sin avisar, pelear con otros conductores, esas son reacciones que estamos escogiendo tomar y que solo aumentan nuestro estrés. Si decidimos (previo planeamiento) escuchar un libro grabado, escuchar música relajante en ese tránsito o aprovechar ese tiempo aparentemente muerto para hacer alguna actividad que no nos distraiga de nuestro manejo, esa es una actitud diferente que impedirá el aumento en nuestro nivel de estrés.

EL SÍNDROME DEL CORAZÓN ROTO

En los últimos años se ha descrito una curiosa y potencialmente fatal condición que nos ilustra la estrecha relación entre el estrés agudo y la salud del corazón; es el llamado síndrome del corazón roto o cardiomiopatía del estrés. Esta condición está asociada al severo estrés emocional y se presenta cuando por ejemplo se recibe la mala noticia de la muerte de un ser querido, o cuando se es súbitamente abandonado por la pareja, o se recibe la noticia de que uno esta en bancarrota. En esas condiciones, el músculo del corazón —llamado miocardio— se debilita tanto que el corazón ya no puede bombear sangre y la persona desarrolla graves síntomas de debilidad cardiaca, los cuales incluyen pérdida del conocimiento y asfixia por una severa inundación de líquidos dentro de los pulmones. Se calcula que este síndrome explica el 2% de todas las hospitalizaciones por enfermedad aguda del corazón. Felizmente, la gran mayoría de los pacientes puede sobrevivir, pero muchos fallecen por la enorme debilidad del corazón. Se piensa que la enorme cantidad de adrenalina liberada durante el episodio de estrés "envenena" al músculo del corazón, el cual pierde su capacidad de contraerse y se dilata sin fuerza.

Es importante aclarar la diferencia entre el infarto o ataque cardiaco y el síndrome del corazón roto. A pesar de que en ambas condiciones el músculo del corazón pierde su función, el mecanismo por el cual se produce ese daño es diferente. En el ataque o infarto cardiaco, el músculo cardiaco sufre porque se queda sin sangre debido a la obstrucción de alguna rama de las arterias coronarias que alimentan al corazón. En el síndrome del corazón roto, las arterias coronarias están sanas, es la adrenalina producida por el estrés psicológico la que hace que el músculo cardiaco deje de funcionar.

En conclusión, la importancia que tiene el estrés sobre nuestra salud es extraordinaria. El estrés puede considerarse como una espada con dos filos que corta por arriba y corta por debajo: un poco de estrés nos sirve para poder avanzar y destacarnos en la vida, pero mucho estrés nos puede arruinar completamente el futuro.

8

No solo de pan vive el hombre: la salud mental y espiritual

Para jugar un buen partido, no solo hay que tener buenas piernas…
hay que tener buena cabeza.

En nuestra jornada diaria, tratando de llegar a viejo lo más joven posible, entender la influencia que tiene la fuerza de nuestra mente y nuestro espíritu sobre la salud del cuerpo físico es muy importante.

PENSAMIENTOS, EMOCIONES Y COMPORTAMIENTOS

Se dice que una persona es emocionalmente estable en su vida diaria cuando tiene el control sobre tres elementos importantes de su salud mental: sus pensamientos, sus emociones y sus comportamientos.

Una persona que maneja adecuadamente su flujo de pensamientos, es dueña de sus emociones y equilibrada en sus comportamientos.

Los *pensamientos* son aquellas creaciones de la mente que nos distinguen de los animales e incluyen el juicio, el raciocinio y la memoria. El pensamiento es una actividad mental abstracta mediante la cual nos hacemos preguntas, encontramos respuestas, percibimos la realidad y determinamos nuestra existencia. En ese sentido, Descartes nos dejó una maravillosa frase: "Pienso, luego existo".

Los *sentimientos* definen la manera en que sentimos la realidad y nos permiten sentir o tener conciencia de nuestras emociones. El sentirse alegre, el sentirse triste, el estar con cólera, el estar molesto, el sentirse abandonado o amado son ejemplos de algunos sentimientos o emociones.

Los *comportamientos* definen la manera en que actuamos frente a nosotros mismos y frente a la sociedad. La aceptabilidad de los comportamientos de una persona depende de varios factores, entre los cuales están la cultura y las normas sociales de la sociedad. Algunos ejemplos son el uso del alcohol, el fumar cigarrillos, el vestir de un modo determinado, el lenguaje que se emplea, el respeto a la autoridad de los padres, etc.

Es solo cuando una persona tiene un control adecuado sobre sus pensamientos, sentimientos y comportamientos que es capaz de enfrentar y resolver adecuadamente los problemas y vicisitudes que le ocurren en la vida diaria y que puede escoger las mejores opciones para tener una existencia saludable. Al lograr ese adecuado control de su ser interior, ese balance entre pensamiento, sentimiento y comportamiento, que la persona es capaz de sentirse bien consigo misma y sobre todo es capaz de relacionarse adecuadamente con otras personas y con su medio ambiente.

Sin embargo, a diario nos pueden suceder cosas que alteran ese equilibrio y originan síntomas que alteran nuestra salud emocional. Perder el trabajo, casarse o divorciarse, perder un familiar o tener un hijo son algunas situaciones que pueden descompensar nuestra salud mental y originar trastornos en nuestra salud física, mental o espiritual.

LAS TRES ESFERAS DE NUESTRO SER

Cada persona tiene tres esferas en su vida, la física o corporal, la mental y la espiritual. En términos de salud, existen entonces también tres tipos de salud: salud física, salud mental y salud espiritual.

La salud física es aquella en la que la gran mayoría de la gente piensa cuando piensa en salud. Las enfermedades del corazón, de los pulmones, del hígado, los tumores, la presión alta, los sangrados, etc. Este es el tipo de salud que constituye la gran mayoría de casos que se atiende en los consultorios médicos privados y en los hospitales de todo el mundo. Millones de personas se enferman diariamente y acuden al médico en busca de ayuda a sus problemas. Pero como veremos después, no todas estas enfermedades son del cuerpo, muchas son de la mente y del espíritu, pero lamentablemente no son adecuada y prontamente reconocidas por los médicos.

El profesional que cuida de la salud física es el médico general o el médico especialista en la salud de los diferentes órganos y sistemas del cuerpo.

La salud mental es aquella que radica en nuestra mente y que ahora sabemos está en las conexiones cerebrales y está mediada por los químicos cerebrales o neurotransmisores. Aquí entran las fobias, la depresión, la ansiedad en todas sus variedades, los trastornos obsesivo compulsivos, los ataques de pánico, las psicosis (lo que la gente llama locura), las adicciones a las drogas y el alcohol, etc.

El cuidado de la salud mental está a cargo de los profesionales de la salud mental: los psicólogos y los psiquiatras. A propósito, la diferencia entre ambos profesionales es importante de conocer. Ambos son profesionales de la salud que cuidan de la salud mental, la diferencia es que el psiquiatra es un doctor de medicina que se ha especializado en salud mental y que es capaz de recetar medicamentos y usar la psicoterapia con sus pacientes. El psicólogo no es un médico; ha estudiado en la universidad y conoce el campo de la salud mental, pero generalmente no puede recetar medicinas y su campo se circunscribe a la psicoterapia.

La salud espiritual es aquella que tiene que ver con el yo interior y su proyección hacia uno mismo, hacia la familia, hacia la comunidad y hacia Dios o la noción de un ser superior, si se la tiene. Es aquella que nos permite estar contentos y satisfechos con nosotros mismos y con los que nos rodean, es aquella que nos permite gozar la vida y saber que estamos en un camino de realización personal. Es aquella que nos permite tener momentos de felicidad emocional y que nos hace decir que vale la pena vivir la vida. La salud espiritual es reforzada a través de la conversación con un pastor, un sacerdote, una buena amistad o alguien con quien podamos expresarnos abiertamente. Pero también se labra esforzándose cada día por cultivar aquellas actividades que tienden a hacernos sentir bien como seres humanos. La música, el arte, un pasatiempo o simplemente el tener aún la capacidad de asombrarse ante las cosas simples de la vida, son algunas de esas actividades que van a desarrollar nuestro espíritu.

¿QUÉ ES NORMAL EN SALUD MENTAL?

Esa es una pregunta muy difícil de contestar. El concepto de normal y anormal en salud mental es muy relativo. Podemos compararlo con caminar en una ancha calle que mide 150 pies (50 metros). Aquel que camine por el mismo centro de la calle estará en "lo normal", pero también estará en "lo normal" aquella persona que camine un poco más al costado derecho o izquierdo del centro. Incluso aquellas personas que caminen en el borde derecho o izquierdo de la calle, con sus pies rozando los extremos de la calle serán "normales" a pesar de la distancia que los separa al estar en lados opuestos de la calle. Esa comparación nos da una idea de normalidad en psicología, es una amplia calle en la que solo las personas que caminen completamente fuera de ella pueden ser consideradas como "anormales".

Para reconocer a las personas que están caminando "fuera de la calle", los profesionales de la salud evalúan dos cosas importantes: los síntomas que presenta una persona y cómo esos síntomas afectan la vida diaria o la calidad de vida de la persona.

En lo que se refiere a los síntomas, estos pueden afectar el *comportamiento*, los *sentimientos* y el *pensamiento* de una persona.

Algunos síntomas de un trastorno de la salud mental que pueden afectar el comportamiento de una persona incluyen, por ejemplo, comer demasiado o abusar del alcohol o de una droga como respuesta a la depresión o lavarse constantemente las manos por un trastorno obsesivo compulsivo.

Un trastorno en los sentimientos se presenta, por ejemplo, cuando la persona está constantemente triste o cuando tiene sentimientos de rabia o extrema sensibilidad a las cosas que le suceden en la vida.

Por su parte, un trastorno en el pensamiento se produce, por ejemplo, cuando la persona está convencida de que alguien la persigue o cuando piensa constantemente en el suicidio.

A pesar de que muchas personas pueden tener algunos de esos síntomas en algún momento de su vida (están caminando dentro de los límites de la ancha calle de la normalidad), es solo cuando esos síntomas producen marcados cambios en su vida diaria que son considerados como síntomas de una enfermedad mental (es decir, están caminando fuera de la ancha calle).

Es precisamente cuando una persona empieza a presentar síntomas múltiples, constantes y que provocan cambios en la vida diaria que es posible reconocer y clasificar el problema de salud mental que la persona pueda padecer. Para eso, los profesionales de la salud mental se apoyan en un libro que contiene todos los trastornos de salud mental que afectan a un ser humano.

LA "BIBLIA" DE LOS PSIQUIATRAS: EL MANUAL DE ENFERMEDADES PSIQUIÁTRICAS

El Manual de Diagnósticos y Estadísticas de Salud Mental es un compendio de más de trescientos trastornos de salud mental que afectan al ser humano. Ese libro es publicado por la Asociación Norteamericana de Psiquiatría y se renueva aproximadamente cada quince años. En él se describe cada trastorno y es muy usado por los profesionales de salud mental para sus diagnósticos y tratamientos y por las compañías de seguros para reconocer el pago de los servicios prestados por los profesionales.

La última edición, programada a publicarse en mayo de 2013, ha sido muy criticada porque en ella se incluyen una serie de trastornos que podrían ser considerados normales, tales como el duelo después de la muerte de un familiar o los berrinches de los niños pequeños. Los críticos dicen que en sus últimas ediciones, el Manual tiende a "medicalizar" muchos trastornos con el objeto de incrementar los tratamientos con medicamentos.

¿CÓMO SE DIAGNOSTICAN LOS TRASTORNOS DE LA SALUD MENTAL?

Toda enfermedad, ya sea de salud física o de salud mental, origina en el paciente signos y síntomas.

Se llaman síntomas a las molestias que siente el paciente pero que el médico no puede comprobar. Por ejemplo, cuando el paciente dice que tiene dolor de cabeza o dice sentirse nervioso o acosado, el médico no tiene manera de saber si el paciente está mintiendo o diciendo la verdad.

Por su parte, los signos son aquellos cambios en el organismo del paciente que sí pueden ser comprobados por el examen que hace el médico, ya sea usando sus sentidos o con la ayuda de instrumentos médicos. Por ejemplo, un paciente puede decir que siente que su corazón late rápido y que eso lo desespera; el médico puede tomar el pulso y comprobar realmente si el corazón del paciente está latiendo muy rápido.

Para hacer un diagnóstico médico, el profesional busca los síntomas haciéndole muchas preguntas al paciente y luego busca los signos examinando el cuerpo del paciente.

Muchas veces son necesarias también ciertas pruebas o exámenes auxiliares para redondear el diagnóstico que el profesional ha sospechado.

¿CÓMO SE TRATAN LOS TRASTORNOS DE LA SALUD MENTAL?

El tratamiento de una enfermedad mental se hace usando psicoterapia o medicamentos. La psicoterapia consiste en producir cambios en el pensamiento, el comportamiento y los sentimientos del paciente a través de la conversación guiada por el profesional de salud mental. Para eso, se programan una serie de sesiones de psicoterapia, las cuales van guiando al paciente a conocerse a sí mismo, y a proyectarse al futuro en nuevas situaciones.

Los medicamentos se usan para cambiar la concentración de diversas sustancias químicas cerebrales llamadas neurotransmisores. Estos medicamentos se usan por un tiempo variable, el cual depende de la naturaleza del trastorno de salud mental que se está tratando.

¿CUÁNDO SE DEBE BUSCAR AYUDA PARA TRATAR UN TRASTORNO DE SALUD MENTAL?

Debido a que existen todavía muchas barreras para consultar a un profesional de salud mental, cuando de buscar ayuda profesional se trata, existen dos situaciones que precipitan la consulta.

La primera se da cuando la propia persona se da cuenta de que tiene síntomas y signos que la hacen sufrir. Ese sufrimiento emocional la hace hablar con un amigo o familiar y en ese proceso se da cuenta de que necesita buscar ayuda profesional. Esta situación es característica de las llamadas neurosis, que constituyen los trastornos más comunes de la salud mental.

La segunda, por el contrario, no ocurre porque la persona afectada busque ayuda sino porque son los amigos o familiares los que buscan ayuda para resolver el extraño comportamiento del paciente. Es más, en esta condición, característica de las llamadas psicosis, el paciente no se da cuenta de que está enfermo.

En general, algunos de los síntomas más comunes que requieren ayuda de un profesional son: cambios profundos en la personalidad, excesiva tristeza, ansiedad, intranquilidad, ideas grandiosas, marcados cambios de humor, hostilidad, comportamiento violento, abuso de drogas o alcohol y tendencias suicidas. Como regla general, toda persona que tenga síntomas que le impidan realizar sus actividades diarias, debe ser evaluada por un profesional de la salud mental.

La principal barrera que existe para buscar ayuda es la percepción de que los síntomas son "normales" y "pasajeros". Otra barrera es sentirse avergonzado de consultar a un psiquiatra o a un psicólogo. En el caso de los hombres, el buscar ayuda es visto como un signo de debilidad y poca hombría.

LAS ENFERMEDADES PSICOSOMÁTICAS

La interrelación que existe entre las alteraciones de la salud mental y los síntomas que estas originan en la salud corporal son sorprendentes. Mucha gente no cree que un problema de salud mental, como la depresión o la ansiedad, pueden crear síntomas de lo más variados. Mente y cuerpo son entes separados pero están íntimamente relacionados; ese concepto es bellamente expresado por los budistas, quienes dicen que mente y cuerpo *son dos pero no son dos*.

No se sabe bien cómo pueden causar síntomas los problemas de salud mental. Una teoría postula que los síntomas se producen cuando se sobrepasa la capacidad que tiene el organismo de tolerar el estrés. Una vez alcanzado ese límite, el estrés "rebalsa" y causa síntomas, generalmente relacionados con los aparatos digestivo, nervioso y reproductivo. Otra teoría mantiene que existen personas tan naturalmente sensibles al funciona-

miento de su propio organismo, que son capaces de percibir las más míni-
mas señales internas de su cuerpo. Eso les crea angustia y una exagerada
percepción de esas señales, lo cual termina creando incómodos e intensos
síntomas. Por último, una tercera teoría dice que existen personas que, por
alguna razón, tienen pensamientos fatalistas y temores exagerados. Eso hace
que al sentir una molestia en su cuerpo, molestia que en cualquier otra persona simplemente originaría una leve preocupación, origina en ellos la
creencia de que ese síntoma es causado por un grave cáncer, un ataque cardiaco o alguna otra gravísima enfermedad.

El hecho es que esos síntomas psicosomáticos (*psico* significa mente y
soma significa cuerpo) son muy comunes. Un estudio de mil pacientes que
se presentaron en un periodo de tres años con catorce síntomas comunes
(dolores de pecho y de cabeza, falta de aire, mareos, dolor de espalda, insomnio, dolor de vientre, estreñimiento, tos, entre otros) reveló que solo en
el 14% de ellos se encontró un problema de salud en el cuerpo que explica-
ba el síntoma. Eso significa que el 86% de los síntomas eran psicosomáticos.
En otro estudio, se encontró que el 20% de todas las consultas de medicina
general tienen una causa psicológica.

Es muy típico que una persona con síntomas psicosomáticos visite varios
médicos quejándose amargamente de que "nadie le encuentra nada" y de
que está muy preocupada por su salud porque a pesar de la enorme cantidad de exámenes que le han hecho, nadie le ha dicho qué es lo que tiene.

Esta situación es muy preocupante porque nos habla de que los médicos
generales no están preparados para reconocer los problemas de salud mental que causan las enfermedades psicosomáticas. Es posible también que
con los actuales sistemas de salud que limitan mucho el tiempo de una consulta médica, el médico general solo se limite a explorar la salud física del
paciente, dejando de lado la valiosa exploración de su salud mental.

Los síntomas psicosomáticos son muy variados y pueden incluso llegar a
causar síntomas tan dramáticos como parálisis de las piernas o los brazos,
ceguera temporal o intensos dolores de cabeza.

CONSEJOS PARA MANTENER UNA BUENA SALUD MENTAL

Tal como mencionamos al principio de este capítulo, la salud mental no puede ser separada de la salud física ni de la salud espiritual. En ese sentido, las cosas que podemos hacer para mantener una adecuada salud mental deben estar en armonía con la salud de nuestro bienestar integral e incluyen varios de los cuidados elementales que se han tocado en este libro, tales como una adecuada nutrición, actividad física, manejo del estrés y respeto por las horas de sueño.

Una adecuada alimentación no solamente va a brindar la energía que necesita el cuerpo, sino también la enorme cantidad de energía que necesita el cerebro para funcionar bien. Recordemos que el cerebro solo representa el 2% del peso del cuerpo, pero consume el 20% de la energía que produce el organismo. Los nutrientes, las vitaminas y minerales cumplen un papel fundamental no solo en la función neurológica del cerebro, sino también en la fabricación de los numerosos mediadores químicos responsables de las múltiples actividades cerebrales que tienen que ver con nuestra salud mental.

Por su parte, el ejercicio va a liberar enormes cantidades de endorfinas u hormonas naturales del placer, que nos van a hacer sentir bien y van a aumentar nuestra autoestima. El efecto de una buena nutrición y un adecuado plan de ejercicio será el control de nuestro peso y estado físico, elementos que también contribuirán al mejoramiento de nuestra salud mental.

Se ha mencionado también que la persona que no duerme es una persona irritable, que no rinde adecuadamente en el trabajo y que puede presentar múltiples problemas de salud. En esas condiciones, la persona no se siente bien y la salud mental se resquebraja.

Lo mismo puede decirse del estrés. Una persona estresada es una persona que vive siempre "al borde de un ataque de nervios" y por tanto es una persona cuya salud mental va a reflejar ansiedad, depresión, ataques de pánico y alteraciones de la personalidad.

Además de esas recomendaciones generales, las siguientes recomendaciones nos pueden ayudar a prevenir algunos problemas de salud mental.

1. *Aprender a comunicar nuestros sentimientos.* Este es un consejo muy importante porque una persona que no sabe "ventilar" sus emociones es una persona que no tendrá la oportunidad de escuchar otros puntos de vista acerca de las emociones negativas que lo embargan. Lo mismo puede decirse de la necesidad de comunicarle al médico todas las emociones negativas que nos afectan, especialmente si el doctor no ha hecho las preguntas pertinentes. Solo una persona que sabe comunicar sus emociones tendrá el beneficio de resolver adecuadamente sus problemas. Aquella persona que "se guarde" sus emociones, vivirá constantemente con el peso de esos sentimientos negativos sobre sus hombros, los que ocasionarán ansiedad, estrés y depresión.

2. *Balancear lo bueno y lo malo que nos pasa en la vida y hacer un esfuerzo consciente para que lo positivo y placentero le gane a lo negativo y estresante.* Mi madre siempre me decía que en la vida "nada es completo", que nadie lo tiene todo y que a todos, siempre nos falta algo. Hay que saber aceptar esa realidad. Es decir, hay que saber aceptar que la felicidad completa no existe y que la vida diaria esta compuesta de momentos felices y momentos menos felices y llenos de estrés y sinsabores. El asunto está en saber balancear esos momentos pero focalizándose en lo positivo, teniendo la actitud positiva de que "todo tiene solución, menos la muerte". En este proceso, es importante desarrollar actividades y pasatiempos placenteros que nos brinden momentos de encuentro con uno mismo y que nos permitan llevar el balance de la vida hacia el lado positivo.

3. *Controlar al tigre que uno lleva dentro.* Con esto queremos decir que muchas veces actuamos o decimos cosas impulsivamente, cosas de las que después nos arrepentimos porque nos meten en problemas. Debemos conocernos a nosotros mismos y estar siempre alertas a que "se nos pueda escapar" una mala reacción. El viejo truco de contar hasta 10 o 20 antes de decir o hacer algo funciona en la mayoría de los casos. Pero lo importante es poder desarrollar ese estado de autocontrol permanente que impida que "se nos salga el tigre" que todos llevamos dentro.

4. *Desarrollar resiliencia.* El diccionario define resiliencia como la capacidad humana de asumir con flexibilidad situaciones límite y sobreponerse a ellas. En términos de salud mental, eso significa que una persona es capaz de volver a su estado de salud mental habitual después de atravesar por una situación estresante en su vida. Por ejemplo, la muerte de un ser querido, la pérdida del trabajo, una enfermedad difícil, una situación de bancarrota, un ataque terrorista o un desastre natural ponen a prueba la capacidad de una persona para superar la adversidad. Al contrario de lo que pueda parecer, la resiliencia es una cualidad innata del ser humano, es más la norma que la excepción. Para desarrollar resiliencia, una persona debe primero labrar su autoestima, sintiéndose capaz de poder volver a "rebotar" de la adversidad. Luego es muy importante tener el círculo de familiares y amistades que le brinden el terreno fértil para regresar de la adversidad. Esos círculos familiares y amicales estimulan y dan seguridad al caído y le ofrecen opciones realistas para volver a su estado mental original. La Sociedad Psicológica Norteamericana brinda los siguientes diez consejos para desarrollar resiliencia:

1. establecer relaciones de amigos y familiares
2. evitar ver las crisis como obstáculos insuperables
3. aceptar que el cambio es parte de la vida
4. moverse hacia las metas propuestas
5. llevar a cabo acciones decisivas hacia la consecución de las metas
6. buscar oportunidades para descubrirse a sí mismo
7. cultivar una visión positiva de sí mismo
8. mantener las cosas en perspectiva
9. nunca perder la esperanza
10. escribir sobre los pensamientos y sentimientos relacionados con los eventos estresantes de la vida. El ver escritos los problemas "en blanco y negro", nos brinda la oportunidad de organizar nuestros pensamientos y trazar el camino de regreso a la vida antes de que ocurra el trauma emocional.

5. *Encontrarse con uno mismo.* El tomarse un tiempo para meditar acerca del rumbo y el propósito de nuestra vida, sopesar nuestras decisiones y ubicarnos en la realidad, son actividades similares a las que ejecuta un piloto de avión que desea llegar a su destino. El destino final de la salud mental es estar en paz con uno, con la familia, con los amigos y con la sociedad. Pero todo empieza con uno mismo; como reza el viejo dicho, si uno no se quiere a sí mismo, ¿quién lo va a querer a uno?

MITOS ACERCA DE LA SALUD MENTAL

La salud mental es uno de los campos de la medicina en la que existe el mayor número de mitos o creencias. Es quizás el hecho de que los trastornos de la salud mental han sido, hasta hace poco, trastornos abstractos del comportamiento de una persona, sin una localización o anormalidad visible, lo que ha hecho que en su afán por explicar lo inexplicable, la gente haya creado los mitos.

El hecho es que, desde tiempos inmemoriales, los trastornos de la salud mental han originado una serie de mitos y creencias que lo único que han hecho es crear y perpetuar el estigma de que un trastorno de salud mental es signo de debilidad, degeneración y por tanto, motivo de vergüenza.

La Administración de Salud Mental y Abuso de Sustancias, (conocida como SAMHSA, por sus siglas en inglés) ha compilado una serie de mitos, los cuales he adaptado a continuación.

Mito: No hay esperanza para una persona que sufre de una enfermedad mental.
Verdad: Existe mucha ayuda y diversos tipos de tratamientos para la gente con problemas de salud mental y, con las modernas investigaciones que revelan el papel de los neurotransmisores en el desarrollo de los trastornos de la salud mental, el futuro es muy promisorio. Las personas con este tipo de dificultades pueden llevar vidas activas y productivas.

Mito: Personalmente, yo no puedo hacer nada por alguien con una enfermedad mental.

Verdad: Es mucho lo que individualmente podemos hacer por una persona que sufre un trastorno de salud mental. Empezando por la forma en que actuamos y hablamos de una persona con dicho trastorno, podemos crear un ambiente propicio para que esa persona se sienta cómoda y sea aceptada por los que la rodean. Por ejemplo:

- Evita calificar a la gente con palabras como "loco", "chiflado", "tarado", o por su diagnóstico. En lugar de decir que alguien es "esquizofrénico", di que es "una persona con esquizofrenia".
- Aprende los conceptos fundamentales sobre la salud mental y compártelos con otros, especialmente si oyes algo que no es cierto y que perpetúa el mito.
- Trata a la persona con una enfermedad mental con respeto y dignidad, del mismo modo que tratarías a una persona que está sana.
- Respeta los derechos de las personas con enfermedades mentales y no las discrimines en cuanto a vivienda, empleo o educación. Al igual que las personas con discapacidades físicas, la gente con alteraciones en su salud mental está protegida por leyes federales y estatales.

Mito: La gente con enfermedades mentales es violenta e impredecible.

Verdad: En realidad, la gran mayoría de la gente en esta situación no es más violenta que cualquier otra persona. Hay grandes probabilidades de que conozcas a alguien con una enfermedad mental y ni siquiera lo sepas.

Mito: Las enfermedades mentales no pueden afectarme.

Verdad: Este es un mito muy común. Es un error creerse un *Superman* y pensar que no te puede atacar un trastorno de salud mental. Las enfermedades mentales son sorprendentemente comunes; afectan a casi todas las familias en el mundo. Las enfermedades mentales no discriminan; pueden afectar a cualquiera.

Mito: Enfermedad mental equivale a retraso mental.

Verdad: Eso es completamente falso. Son dos trastornos completamente diferentes. Un diagnóstico de retraso mental indica la presencia de algunas limitaciones en el funcionamiento intelectual y dificultades con ciertas destrezas de la vida cotidiana. Por el contrario, una persona con un trastorno en su salud mental —condición de salud que incluye cambios en el pensamiento, humor y comportamiento de la persona— tiene un funcionamiento intelectual normal, como cualquier otra persona de la población general.

Mito: Las enfermedades mentales aparecen como consecuencia de la debilidad de carácter.

Verdad: Las enfermedades mentales son producto de la interacción de factores biológicos, psicológicos y sociales. Diversos estudios científicos demuestran que la esquizofrenia, la depresión y el alcoholismo son consecuencia de complejas relaciones entre factores genéticos, biológicos y ambientales. Influencias sociales como la pérdida de un ser querido, los efectos de un ataque terrorista o la violencia familiar pueden también contribuir al desarrollo de un trastorno de salud mental.

Mito: Una persona que sufre un trastorno de salud mental no puede tolerar el estrés de tener un empleo.

Verdad: En esencia, todos los empleos pueden causar estrés en cualquier persona. En general, el rendimiento y la productividad de un trabajador son consecuencia de las necesidades del empleador y las condiciones de trabajo. Si se logra esa adecuada combinación, cualquier persona, incluida una persona con un trastorno en su salud mental, puede ser un excelente trabajador.

Mito: La gente con un trastorno en su salud mental, incluso aquellos que recibieron un tratamiento efectivo y se han recuperado, tienden a ser trabajadores de segunda categoría.

Verdad: Sucede al revés. Los empleadores que han contratado a personas con enfermedades mentales informan de una buena asistencia y puntualidad, así como de motivación, calidad de trabajo y tenencia del empleo a la par con otros empleados o incluso mejor que ellos. Diversos estudios, hechos por agencias federales de Estados Unidos, demuestran que no hay diferencias en cuanto a productividad cuando se compara a una persona con un trastorno de salud mental con otros empleados.

Mito: Una persona que ha sufrido un trastorno de salud mental nunca se recupera.
Verdad: Estudios científicos demuestran que la mayoría de la gente con enfermedades mentales mejora, y muchos se recuperan por completo. La recuperación se consigue tanto en el campo de los síntomas como en el regreso al trabajo, los estudios y la participación en la comunidad. La gran mayoría de las personas que supera su trastorno de salud mental recupera la capacidad de vivir una vida plena y productiva.

Mito: Solo las personas "locas" visitan al psiquiatra o al psicólogo.
Verdad: Completamente falso. El psiquiatra y el psicólogo son profesionales de la salud mental que atienden todo tipo de pacientes, desde aquellos con enfermedad más avanzada, a aquellos con trastornos leves de la salud mental. Es como en el caso del cáncer, existen oncólogos que tratan cáncer avanzado y otros que se han especializado en la detección precoz y la prevención del cáncer.

Mito: Los niños no experimentan las enfermedades mentales. Sus acciones son solo el producto de una mala educación en la casa.
Verdad: Eso es falso. Un informe de la Comisión Presidencial Nueva Libertad para la Salud Mental demostró que de 5 a 9% de los niños experimentan serias perturbaciones emocionales. Como cualquier trastorno de salud mental en adultos, esos trastornos en los niños son también consecuencia de la interacción de factores biológicos, psicológicos, sociales y, a veces, incluso genéticos.

Mito: Con respecto a los trastornos del comportamiento y del aprendizaje en los niños, estos no existen, ellos se comportan mal o fallan en la escuela para atraer la atención.

Verdad: Los problemas de comportamiento pueden ser síntomas de verdaderos trastornos emocionales, mentales o de comportamiento y no simples trucos para atraer la atención. Estos niños se pueden recuperar completamente si reciben un tratamiento adecuado para su salud mental.

9

Los riesgos desconocidos que nos brinda la vida moderna

Nuestro entorno cotidiano puede afectar nuestro rendimiento en el campo de juego...

Vivimos en un mundo globalizado, tecnológicamente avanzado y en continua metamorfosis. Una noticia importante da la vuelta al mundo en cuestión de minutos y el televisor, el teléfono o el automóvil que compramos, "ya es viejo" antes de abandonar la tienda en la que lo compramos.

El ritmo de vida en los últimos cien años ha cambiado tanto que la industria se ha visto obligada a inventar diversos productos y dispositivos para que la gente se adapte a la vida moderna y se torne más productiva. Ese adelanto sin embargo ha provocado que mucha gente se preocupe por el efecto que esos productos y aparatos tiene sobre la salud de los usuarios.

Y esto no es nuevo. A principios del siglo pasado, cuando se inventaron los teléfonos, el telégrafo, la luz eléctrica y otros recursos modernos, mucha gente estaba convencida de que esa nueva tecnología podía causar enfermedades. La ciencia médica de esa época contribuyó a aumentar esa preocupación "creando" una enfermedad "moderna" llamada neurastenia. El Dr. George Beard, creador del diagnóstico de neurastenia, atribuía la causa de ese trastorno a la telegrafía sin hilos, a la ciencia, a la energía del vapor, a los periódicos y a la educación de las mujeres.

Es por eso que no es nuevo que en nuestra sociedad moderna, el temor a la nueva tecnología esté constantemente presente en la mente de las personas. Sin duda que esa preocupación está atizada por la globalización mediática del planeta. En nuestros días, una noticia da la vuelta al mundo ya no en cuestión de días u horas, sino en cuestión de minutos. Con la ayuda de Internet y los llamados medios sociales como Twitter y Facebook, las noticias se diseminan a la velocidad de un rayo.

Al respecto, se ha acuñado un nuevo término, "leyenda urbana", para referirse a aquellas creencias que circulan a través de los correos electrónicos y que se ha visto que pueden dar la vuelta al mundo en unos pocos días. Existen muchas leyendas urbanas relacionadas a la salud. La gran mayoría son falsas y adquieren su viso de veracidad por la inmediatez de la comunicación y por el sentido de "legalidad" que le confiere su status de correo electrónico.

La revisión completa de todos los elementos de la vida moderna que podrían tener un impacto en la salud es imposible. En las siguientes páginas haremos una sucinta revisión de aquellos elementos que tienen un uso más amplio en la sociedad y que han sido relacionados con la salud humana.

SUSTANCIAS QUÍMICAS

Sustancias edulcorantes o azúcares artificiales

El deseo de mucha gente de disminuir el consumo de azúcar por razones dietéticas ha provocado el aumento en el uso de las llamadas sustancias edulcorantes o azúcares artificiales. En la actualidad existen seis edulcorantes aprobados para su uso en Estados Unidos: sacarina (Sweet'N Low), aspartame (Nutra Sweet y Amino Sweet), Stevia, sucralosa (Splenda), neotame y acesulfame potasio (Ace-K). El ciclamato, muy popular en varios países, no está aprobado para su uso en Estados Unidos. El neotame y la sucralosa son los dos únicos productos aprobados como seguros por la Asociación de Consumidores de Estados Unidos. El aspartame produce el aminoácido fenilalanina en el cuerpo, por lo que no debe ser usado por las personas que sufren de fenilcetonuria.

Desde su aprobación, el efecto de la sacarina sobre la salud humana ha sido ampliamente estudiado. Debido a un estudio que relacionaba el consumo de altas dosis de sacarina con el desarrollo de cáncer de la vejiga en ratones, en 1973, el gobierno federal de Estados Unidos impuso una etiqueta de advertencia para todos los productos que contenían sacarina. En el año 2000 y debido a estudios que indicaban que las vejigas de los ratones tienen una estructura y funcionamiento diferentes a las de los seres humanos, el gobierno federal retrocedió y aprobó una ley para excluir a la sacarina de las sustancias productoras de cáncer en el ser humano.

El aspartame ha sido también objeto de múltiples estudios y es considerado seguro para su consumo humano. En esta moderna era del Internet, el aspartame ha sido objeto de múltiples leyendas urbanas, achacándosele muchos efectos nocivos sobre la salud.

Los otros cuatro productos están ampliamente distribuidos en miles de productos de consumo humano y son considerados seguros para el consumo humano.

Considero que el uso de estas sustancias está indicada en casos extremos de restricción calórica. Para la gran mayoría de las personas, el uso de estas sustancias es más un asunto de moda que de disminución de calorías. ¿Cuántas veces he asistido a una cena en el que la gente barre con todos los platos, incluidos dos o tres postres y luego pide un edulcorante para endulzar su café diciendo muy seriamente que no deben consumir tantas calorías...?

Plásticos

Los plásticos constituyen un grupo de materiales que fue inventado progresivamente desde fines del siglo XIX. Uno de los primeros ejemplos de una sustancia plástica es el celuloide o película, material que fue muy usado para grabar imágenes de cinematografía.

La explosión en la producción de diversos tipos de plásticos empezó después de la Segunda Guerra Mundial, época en que decenas de sustancias químicas fueron inventadas para producir diversos tipos de plástico. Estas diversas variedades de plástico se diferencian por su dureza, flexibilidad, transparencia y otras características físicas.

Se calcula que en el año 2010 se fabricaron 300 millones de toneladas de plásticos en el mundo y su utilidad es muy grande, pero el impacto de los plásticos sobre la salud humana se ha investigado mucho en los últimos cincuenta años, sin que se haya llegado a conclusiones sólidas sobre su efecto negativo. El área más intensa de investigación es la que se refiere al efecto disruptivo de algunas sustancias químicas de los plásticos sobre el sistema hormonal del ser humano. Se conoce como *sustancia disruptiva endocrina* a aquella sustancia química que afecta el normal desarrollo del sistema hormonal del ser humano.

En ese sentido, el bisfenol A abreviado como BPA y el ftalato son sospechosos de causar alteraciones en el sistema hormonal de los niños y estar relacionados con la pubertad precoz en las niñas. Esas sospechas, estudiadas en animales, han sido muy difíciles de probar en los seres humanos por lo que, dada su ubicuidad, es imposible dar recomendaciones puntuales.

De tanta importancia como son los posibles efectos sobre la salud humana, es el hecho de que los plásticos son materiales que tardan muchísimos años en desintegrarse, por lo que se consideran elementos muy nocivos para el medio ambiente. En ese sentido, los expertos en el tema, cuando de usar plástico se trata, recomiendan seguir la regla de las 5R: reducir, reusar, reciclar, repensar y refrenar su uso.

Amalgamas dentales

Uno de las controversias más grandes del siglo pasado, y una preocupación que se ha llevado a la presente centuria, es el efecto que tienen las amalgamas dentales en la salud del ser humano.

Las amalgamas dentales son aleaciones metálicas que contienen 50% de mercurio, 30% de plata, 14% de estaño, 5% de cobre y trazas de otros metales. La amalgama se usa para rellenar las cavidades producidas por las caries dentales. Las amalgamas dentales fueron introducidas en Estados Unidos en 1833 y ganaron una rápida aceptación por parte de los dentistas, calculándose que aproximadamente 50% de todos los rellenos dentales en la ciudad de Nueva York usaban amalgama. Curiosamente, las amalgamas fueron prohibidas por la Asociación Norteamericana de Cirujanos Dentales en 1844 y solo fueron aceptadas nuevamente cuando esa organización fue reemplazada por la hasta ahora existente Asociación Dental Americana.

Se han hecho múltiples estudios acerca de la toxicidad de las amalgamas.

Los resultados son contradictorios y no hay consenso sobre su efecto negativo sobre la salud humana. En la actualidad, su uso está aprobado en todo el mundo, con la notable excepción de Noruega, Suecia y Finlandia, que las prohibieron en el año 2009.

La razón por la que existe preocupación acerca del efecto sobre la salud de las amalgamas es por su contenido de mercurio. No hay duda de que la persona que tiene amalgama en algún diente va a liberar mercurio en su boca. La medición de los niveles de mercurio liberados en la boca, en la sangre y en los tejidos varía mucho en los estudios.

De acuerdo a la Organización Mundial de la Salud, las amalgamas constituyen la principal fuente de mercurio en el organismo humano, pero no se ha podido demostrar que esa cantidad de amalgama (dependiente por supuesto del número de rellenos en los dientes) tenga un efecto negativo sobre la salud. Ninguna organización de salud recomienda retirar las amalgamas de los dientes. La Asociación Dental Americana sanciona como una actividad reñida con la ética, el que un dentista le sugiera a su paciente que retire la amalgama por razones de salud (excepto en casos de alergia comprobada).

Lo que sí es cierto es que, con una mayor prevención de las caries dentales, las amalgamas serán cosa de la historia.

LOS MODERNOS APARATOS ELECTRÓNICOS

Teléfonos celulares

Con más de 5 mil millones de teléfonos celulares en el mundo, la preocupación que origina el efecto del uso de esos ubicuos aparatos sobre la salud humana es más que entendible. Considerando que esos aparatos no tienen más de veinte años en el mercado, que su uso masivo no tiene más de diez años y que el cáncer de cerebro, la enfermedad que se sospecha que producen esos aparatos, tarda de veinte a treinta años en producirse, es importante entender que hace falta mucho tiempo para que los científicos puedan evaluar adecuadamente los efectos de la radiación electromagnética de los celulares sobre el cerebro humano.

El teléfono celular es un aparato que está constantemente recibiendo y enviando ondas electromagnéticas, y es gracias a esas ondas electromagnéticas que el sonido y los datos se trasladan de un teléfono a otro. De acuerdo a muchos expertos, esas ondas deben considerarse un elemento contaminante y potencialmente peligroso para la salud.

Es importante saber que las radiaciones electromagnéticas son de dos tipos: radiación ionizante y radiación no ionizante. Las radiaciones ionizantes son las más peligrosas para la salud porque está ampliamente comprobado que pueden causar cáncer. Algunos ejemplos de radiación ionizante son los rayos X y la radiación de la energía atómica.

Por su parte, la radiación no ionizante es aquella que está distribuida en los colores de la luz del sol, la que transporta las ondas de radio y televisión y la que produce calor en los hornos de microondas. Los efectos de la radiación no ionizante sobre la salud no han sido comprobados.

La radiación que sale y entra del teléfono celular es de tipo no ionizante, por lo que su efecto cancerígeno no es similar al causado por los rayos X o la bomba atómica. Se sospecha que el efecto cancerígeno de los teléfonos celulares surge del calor intenso que origina esa radiación no ionizante, similar al del horno de microondas, calor que es absorbido por los tejidos de la oreja, el cuero cabelludo y el cerebro. Un teléfono celular pegado por largo tiempo al oído de una persona, recalienta todos los tejidos cercanos al aparato y se sospecha que ese puede ser el origen de los problemas de salud originados por su uso.

Debido a que su diseño remeda el de los teléfonos fijos, para ser usado el celular debe ser colocado en el oído, pegado a la cabeza, y separado del cerebro solo por el cuero cabelludo y el hueso del cráneo.

Un estudio realizado por el IEEE (Institute of Electrical and Electronics Engineers) logró calcular la "absorción" de ondas electromagnéticas provenientes de un teléfono celular, por el cerebro humano de gente de diversa edad. Increíblemente, en un niño de cinco años, las ondas electromagnéticas atraviesan el cerebro casi de lado a lado, en uno de diez años, avanzan hasta la mitad y en el adulto hasta la tercera parte. En los niños, el cerebro absorbe más radiaciones electromagnéticas por el menor tamaño del cerebro y por tener tejidos más blandos.

El efecto que tienen estas ondas electromagnéticas en el funcionamiento y en la estructura de nuestro cerebro está siendo activamente estudiado. Por ejemplo, recientes estudios han demostrado que los teléfonos celulares alteran las ondas cerebrales alfa y delta, responsables de la vigilia y el sueño, habiéndose demostrado que pueden ser causa de insomnio en sus usuarios.

Otros estudios han demostrado que las ondas electromagnéticas alteran la llamada barrera hematoencefálica (una especie de filtro que separa el tejido cerebral del sistema circulatorio y protege al cerebro de sustancias indeseables para este órgano). Ciertas proteínas, llamadas "proteínas de estrés" son también más abundantes como consecuencia de la acción de las radiaciones electromagnéticas.

Por último, recientes estudios, que incluyen a personas que han usado un teléfono celular por lo menos durante diez años, muestran una posible asociación con tumores benignos del nervio auditivo (neurinomas acústicos) y con ciertos tipos de cáncer del cerebro.

El gran problema es que las investigaciones más recientes y mejor diseñadas no tienen más de diez a quince años de buen seguimiento. Al igual que ocurre con el humo del cigarrillo, que necesita más de treinta años para producir cáncer de pulmón, es posible que las investigaciones no demuestren todavía el verdadero efecto de las radiaciones electromagnéticas sobre la salud de las personas hasta el año 2025 o 2030.

Debido a la falta de estudios serios y que engloben todo lo publicado hasta la fecha, la Organización Mundial de la Salud (OMS) le solicitó a la Agencia Internacional de Investigaciones de Cáncer (IARC, por sus siglas en inglés) que examine toda la evidencia acerca de la posible relación entre el cáncer y el uso de los indispensables teléfonos celulares.

La conclusión de esa grupo de estudio, compuesto por veintiún expertos de catorce países, es que los teléfonos celulares son posibles causantes de cáncer.

La IARC es parte de la OMS y tiene como misión conducir estudios epidemiológicos y de laboratorio para establecer las causas del cáncer en los seres humanos. La agencia tiene cuatro objetivos principales: monitorear la frecuencia de cáncer en el mundo, identificar sus causas, dilucidar los mecanismos por los cuales se producen y desarrollar estrategias para controlar la enfermedad en el mundo. Cuando la OMS quiere saber si algo causa cáncer o no, le solicita la investigación a su agencia, la IARC. Basados en las recomendaciones de la IARC, los gobiernos del mundo modifican sus políticas relacionadas a los agentes causantes de cáncer.

La IARC se encarga de catalogar a los agentes sospechosos de causar cáncer en cuatro grupos:

Grupo 1:   Causante de cáncer.
Grupo 2A: Probablemente causante de cáncer.
Grupo 2B: Posiblemente causante de cáncer.
Grupo 3:   No clasificable como causante de cáncer.
Grupo 4:   Probablemente no causante de cáncer.

El reporte de la IARC clasifica a los teléfonos celulares como 2B, es decir como agentes posiblemente causantes de cáncer. En esta categoría existen 266 otros agentes sospechosos.

Entonces, ¿qué hacer?

Siempre pensando que si se yerra, debe errarse en el lado del público, y dado que las investigaciones no pueden ni probar ni refutar los posibles daños que los celulares pueden producir, el Centro de Cáncer y Medio Ambiente de la Universidad de Pittsburg hace las siguientes diez recomendaciones preventivas a los usuarios de teléfonos celulares:

1. No deje que los niños usen un celular excepto por emergencias. Es probable que los órganos en desarrollo de un feto o niño sean sensibles a los efectos de la exposición a campos electromagnéticos.

2. Al usar su teléfono celular, trate de mantener el teléfono celular lo más lejos posible del cuerpo. La amplitud del campo electromagnético es cuatro veces menor a una distancia de cinco centímetros y cincuenta veces menor a un metro del aparato. Siempre que sea posible, utilice el teléfono con el parlante incorporado o con auriculares de tipo Bluetooth, los que emiten frecuencias que son 100 veces menos potentes que las emitidas por el teléfono celular normal. El uso de audífonos con cables puede también reducir la exposición.

3. Evite utilizar su teléfono celular en lugares cerrados, como en autobuses, donde usted puede exponer pasivamente a otras personas con los campos electromagnéticos de su teléfono.

4. Evite llevar su teléfono celular pegado al cuerpo, póngalo en su maletín o en la cartera. No lo ponga debajo de la almohada ni en la mesa de noche, especialmente si está embarazada. Si tiene que llevar el teléfono con usted, póngalo en modo "vuelo" o "fuera de línea" o simplemente apáguelo y revíselo de cuando en cuando para ver si alguien le dejó un mensaje. (Personalmente, pienso que si alguien me necesita, me dejará un mensaje; quien no me necesita no lo hará).

5. Si usted debe llevar su teléfono celular pegado al cuerpo (en la cintura por ejemplo), asegúrese de que el teclado numérico esté posicionado hacia su cuerpo y el otro lado esté posicionado hacia el exterior para que los campos electromagnéticos transmitidos se emitan lejos de usted.

6. Solo utilice su teléfono celular para establecer contacto o conversaciones que duren unos pocos minutos. Como en el caso del humo del cigarrillo, los efectos biológicos están directamente relacionadas con la duración de la exposición. Para conversaciones más largas, utilice un teléfono con línea de tierra. Recuerde también que los teléfonos inalámbricos de la casa usan una tecnología semejante a la de los teléfonos celulares.

7. Alterne el lado de la cabeza en el que usa el celular para disminuir el riesgo de exposición. Antes de ponerse el teléfono celular en la oreja, espere hasta que la otra persona conteste la llamada. Esto limita el poder del campo electromagnético emitido cerca de la cabeza y la duración de su exposición.

8. Evite utilizar su teléfono celular cuando la señal es débil o al moverse a alta velocidad, como cuando viaja en un coche o en un tren. En esas situaciones, el teléfono esta tratando de conectarse repetidamente a una nueva antena de relevo y el poder de la radiación electromagnética aumenta mucho más.

9. En lo posible, use mensajes de texto en vez de hacer llamadas, recordando siempre limitar también la duración de la exposición y la proximidad del teléfono al cuerpo.

10. Escoja un dispositivo con el SAR (Specific Absorption Rate (Tasa Específica de Absorción)), una medida de la fuerza del campo magnético absorbido por el cuerpo, lo más baja posible. Las calificaciones de SAR de los teléfonos de uso común están disponibles en Internet, buscando *"SAR rating cell phones"* o "calificaciones SAR de teléfonos celulares".

Lo interesante es que los fabricantes de celulares ya ponen muchas de esas advertencias en sus manuales de uso, pero como están en letras chiquitas muy pocos usuarios las leen.

Probablemente sea imposible dejar de usar teléfonos celulares, pero simplemente debemos tratar de usarlos de una manera más cuidadosa. El teléfono celular es parte integral de nuestras vidas y es una tecnología que está haciendo avanzar al mundo en la dirección correcta de las comunicaciones. Pero, ante la duda, creo que es mejor protegerse que lamentarse después.

También sería acertado que la industria de teléfonos celulares se diera cuenta de que es mejor trabajar en la reducción de riesgos de sus aparatos desde ahora, en vez de hacerlo a las apuradas en algunos años cuando aparezcan los problemas, o de negar lo evidente y meterse en problemas como lo hizo la industria del tabaco.

Y para los que tienen hijos, les digo que los niños entienden muy fácilmente los potenciales peligros y creo que ellos serán adoptadores tempranos de las medidas de seguridad. Al fin y al cabo, ellos usan más mensajes de texto que mensajes de voz.

Hornos de microondas

Las microondas son ondas electromagnéticas no ionizantes que, al igual que la luz visible y otros tipos de radiación, forman parte del espectro electromagnético que se irradia desde el sol. En los hornos de microondas, las microondas se originan en una fuente llamada magnetrón, que generalmente se encuentra en la parte superior de la caja del microondas. Las microondas rebotan en las superficies metálicas, pero son rápidamente absorbidas por sustancias que contienen agua. Al ser absorbidas, las microondas hacen vibrar las moléculas del material lo cual aumenta su temperatura.

Los hornos de microondas son aparatos que están diseñados para que las microondas no puedan abandonar la caja que las contiene. Las puertas son especiales y están herméticamente selladas y tienen doble mecanismo de cerradura. En caso de que exista alguna fuga a través de una puerta mal sellada, las ondas electromagnéticas generadas por el magnetrón no llegan a mas de 3 pies (un metro) del aparato.

Las microondas pueden causar el mal funcionamiento de los antiguos modelos de marcapasos cardiacos. Los marcapasos modernos tienen un sello metálico que los protege.

Los problemas de salud que pueden ocasionar los hornos de microondas están más relacionados con la manipulación de los alimentos que se calientan que con los efectos de las microondas. Al respecto, cuando se calienta agua en el horno de microondas, el agua puede haber alcanzado la temperatura de ebullición pero no hierve como hierve el agua en una cocina convencional. Si una persona retira el agua caliente, esta puede "explotar" si se origina una burbuja dentro del contenedor o el agua caliente entra en contacto con una cuchara.

Otro problema es que al calentar la botella de leche de un niño, la leche que está en la parte más alta de la botella, y que está más cercana al magnetrón, es la que más se calienta. Si no se tiene cuidado de agitar vigorosamente la leche antes de dársela al niño, este puede quemarse con la leche caliente de la parte alta de la botella.

Los alimentos cocidos en un horno de microondas no cambian su composición ni se vuelven "radioactivos". Los alimentos tienen el mismo valor nutricional que los alimentos cocidos en cocinas y hornos convencionales.

Computadoras

Pocos aparatos han logrado cambiar el modo en que la humanidad conduce sus actividades diarias como las computadoras. Desde las enormes máquinas, que ocupaban habitaciones enteras en los años cincuenta y sesenta, hasta las pequeñas computadoras que constituyen los teléfonos inteligentes, las computadoras están en todas partes y son usadas por millones de personas todos los días.

Los peligros para la salud que ocasionan las computadoras se han centrado en dos áreas: el peligro que representa la radiación de la pantalla y los problemas sobre diversos órganos del cuerpo por estar mucho tiempo usando esos aparatos.

Las pantallas de las computadoras han sufrido una serie de transformaciones tecnológicas desde que fueron inventadas. Las primeras pantallas usaban una tecnología llamada CRT (Cathode Ray Tube) que exigía que el tubo de emisión de rayos catódicos fuera colocado lejos de la pantalla. Era por eso que esas antiguas pantallas tenían una enorme parte posterior, lo que las convertía en un incómodo accesorio de la computadora.

En los últimos años sin embargo han aparecido las pantallas planas, que usan dos tipos de tecnología, la llamada LCD (Liquid Crystal Display) y LED (Light Emitting Diodes).

Las antiguas pantallas CRT producían una mayor cantidad de radiación, aunque nunca se demostró que fueran nocivas para la salud del ser humano. En esa época se hablaba de que podían producir ronchas en la piel, abortos espontáneos e incluso se hablaba de que podrían producir cáncer. Las modernas pantallas LCD y LED por su parte, emiten muy poca cantidad de radiación electromagnética y sus efectos sobre la salud son prácticamente nulos.

En resumen, creo que más que preocuparnos por los efectos de las pantallas sobre nuestra salud, debemos preocuparnos más por el modo en que usamos las computadoras. El mal uso de las computadoras tiene una serie de efectos negativos sobre nuestra salud, algunos de los cuales enumeramos a continuación.

Los ojos

Estar mucho tiempo mirando la computadora tiene un efecto negativo sobre la salud de nuestros ojos. Se ha estudiado que una persona que usa una computadora, parpadea menos frecuentemente, lo que hace que los ojos se sequen y se produzca ardor y enrojecimiento. En algunas personas sensibles, sobre todo en aquellas personas que son cortas de vista (generalmente después de los cuarenta años de edad), el pasar largas horas frente a la computadora puede producir glaucoma o aumento de la presión de los ojos.

La recomendación es colocar el monitor a por lo menos 70 centímetros (dos pies) de los ojos y tomar breves descansos en el uso de la computadora, mirando por la ventana o tomando una pequeña caminata por la habitación.

Las manos

Uno de los problemas de salud más frecuentes que produce el uso de las computadoras es el llamado síndrome del túnel del carpo. Carpo es el nombre que se le da en medicina a lo que comúnmente llamamos muñeca. La muñeca del ser humano es una especie de túnel en cuyo interior se encuentran una serie de estructuras que la atraviesan de lado a lado: huesos, venas, arterias, tendones y nervios. La muñeca esta protegida por una especie de anillo fibroso ancho que actúa a manera de una muñequera natural, de tal modo que si, por alguna razón ocurriera que en el interior del túnel del carpo se acumula líquido u otra sustancia, las estructuras internas se verían apretadas o ahogadas.

Pues eso es lo que ocurre cuando una persona ejecuta actos repetitivos con sus manos, tales como usar el teclado o el ratón de una computadora todo el tiempo. Esos movimientos repetitivos y la constante variación en el ángulo de trabajo de la muñeca hace que los tejidos se inflamen y eso atrapa a las estructuras internas. Las venas y arterias no sufren mucho daño porque sus paredes pueden soportar esa presión, pero el nervio que pasa por la muñeca sí lo sufre y, al dañarse, ocasiona síntomas como dolor, adormecimientos y debilidad en la mano. Ese es el síndrome del túnel del carpo, que tiene como una de sus principales causas el uso constante de las computadoras, especialmente del ratón.

La postura

El pasar muchas horas en frente de la computadora no solo afecta, como hemos visto, los ojos del usuario, sino también sus músculos y articulaciones. El no tener cuidado con la adecuada posición del monitor, del teclado, del ratón u otros elementos periféricos de la computadora puede hacer que se presenten diversos tipos de lesiones musculares y articulares. Dolor crónico de la cintura, del cuello y de la espalda, contracciones musculares dolorosas que son causadas por el hecho de pasar muchas horas con el cuello y la espalda doblados frente a la computadora. Colocar el monitor de la computadora a la altura de los ojos, tener los codos doblados en ángulo de 90 grados y mantener la espalda en posición recta son elementos esenciales en el uso saludable de una computadora.

La circulación de la sangre

Raros casos de formación de coágulos en las venas de las piernas se han producido en personas sentadas frente a una computadora durante varias horas. Esta condición, llamada trombosis venosa profunda, ha sido también descrita durante largos viajes de avión y en personas inmóviles después de una operación. Obviamente, la recomendación más simple es levantarse de rato en rato y tomar una corta caminata.

La adicción a la computadora

En la actualidad, se considera que una persona que no puede desprenderse de su computadora, que cada vez pasa más tiempo cerca de ella, que altera su rutina diaria por pasar más tiempo con su aparato y que se siente muy mal, como si le faltara algo vital cuando no está frente a su computadora, puede estar sufriendo de un cuadro de adicción. Esto es muy común cuando de juegos electrónicos y del uso de Internet se trata. Esta condición debe ser tratada del mismo modo en que se tratan las adicciones a la nicotina, al alcohol o a las drogas.

Audífonos

Para los melómanos, uno de los adelantos más importantes del siglo pasado fueron los famosos y olvidados Walkman. Esos aparatos y sus modernos sucedáneos, el iPod entre otros, permiten llevar y escuchar la colección musical a todos lados. Pero, estudios recientes han revelado dos problemas con el mal uso de los audífonos: la sordera y los atropellos.

La pérdida de la audición, especialmente entre niños y adolescentes, es una de las consecuencias de escuchar música a un volumen muy alto. La sordera es especialmente pronunciada para los tonos más agudos. Con los millones y millones de niños y adolescentes que usan este tipo de reproductores musicales, se teme que en los próximos veinticinco años se tengan generaciones enteras de personas con relativa sordera.

Otro problema relacionado al uso de los audífonos es el mayor riesgo de ser atropellado por escuchar la música a mucho volumen. Son varios los casos reportados de personas que, por estar escuchando su música a un volumen muy alto, no escucharon las señales de aviso del automovil o del tren que se acercaba y murieron atropelladas.

Torres de alta tensión

Con la mayor electrificación de las ciudades, no es raro que muchas torres eléctricas de alta tensión estén localizadas en el medio de un vecindario. Desde hace muchos años se sospecha que esas torres puedan causar enfermedades en el ser humano, tales como leucemias y cánceres del cerebro en niños y adultos. Diversos estudios europeos y norteamericanos, avalados por la Organización Mundial de la Salud, han concluido que la radiación electromagnética de esas torres de alta tensión no es perjudicial para la salud.

EL AIRE QUE RESPIRAMOS

La contaminación ambiental

La contaminación ambiental permanente de grandes poblaciones es un fenómeno de la vida moderna. La contaminación del aire tiene varios orígenes, pero los gases producidos por los millones de vehículos motorizados y las grandes fábricas son los grandes culpables.

Cuando el aire es "puro" solo contiene dos elementos: oxigeno y nitrógeno. Este aire "puro" casi no está disponible en la naturaleza porque, por más puro que sea ese aire, siempre tendrá lo que se llaman partículas de materia (PM). Ejemplos de PM son el polvo, el polen, el humo de algún incendio natural y cosas así, elementos que se encuentran en tan poca cantidad que se considera que el aire es verdaderamente puro y saludable. Un aire como ese quizás solo se encuentre en algunos lugares aislados del planeta.

El aire contaminado tiene tres tipos de PM, las cuales se clasifican de acuerdo al tamaño.

1. PM de tamaño grosero (de más de 10 micras). Las partículas contaminantes son grandes y provienen del humo de los carros y las chimeneas de diversas industrias. Este es el tipo de contaminación que, debido a que es visible y muy irritante, mucha gente cree que es el único tipo de contaminación que existe.
2. PM de entre 2,5 y 10 micras (abreviado PM10). Las partículas contaminantes son del tamaño de la cuarta parte de un granito de sal de mesa. Estas partículas son invisibles.
3. PM de menos de 2,5 micras (abreviado PM2.5): las partículas contaminantes son muchísimo más pequeñas y por tanto, son también invisibles.

Pare tener una idea del tamaño de una micra, debemos recordar las diferentes unidades de medida en el sistema métrico:

Un metro = 100 centímetros = 1000 milímetros

La micra, también llamado micrón, es la milésima parte de un milímetro o lo que es lo mismo, la millonésima parte de un metro.

Una micra = 1/1000 de milímetro = 1/1.000.000 de metro

Para poner las cosas en perspectiva, en la superficie transversal del grosor de un cabello podríamos alinear 7 partículas PM10 o 28 partículas PM2.5 Es por eso es que son invisibles.

Muchas veces el aire parece muy limpio y "puro", pero puede estar lleno de partículas invisibles que, como veremos, son mucho más dañinas que las molestas partículas visibles. Y esto porque cuando respiramos este tipo de partículas grandes, como las del humo de los carros, estas no logran pasar el filtro que constituyen los pelos de la nariz. Estas partículas grandes nunca llegan hasta los pulmones y todo el daño se produce por irritación local en la piel, los ojos y las vías respiratorias superiores. La tos, los estornudos, la irritación en los ojos y el ardor de garganta son los síntomas más comunes que producen estas partículas grandes. Pero no pasan de una molestia local; después de sonarnos la nariz o tomar una ducha, desaparecen de nuestro cuerpo. Las partículas más peligrosas son las de los motores Diesel, que se han relacionado al cáncer de las vías respiratorias.

En cambio, al respirar las partículas más pequeñas, PM10 y PM2.5, estas sí superan el filtro de los pelos de la nariz y pasan de frente a los pulmones y, por su tamaño, entran a la sangre y causan enfermedades como el cáncer, la enfisema y las enfermedades del corazón, siendo estas últimas mucho más frecuentes que las enfermedades respiratorias.

Estos conceptos nos permiten entender que respirar un aire aparentemente limpio, como el aire de Los Ángeles, Washington, D.C., Estocolmo o ahora México D.F., no es garantía de buena salud. Y entendemos cómo al respirar el aire "más sucio" de muchas ciudades, vamos a sufrir un "doble golpe", el de la irritación de las partículas gruesas y el silencioso y solapado daño producido por las partículas finas.

Es más, una de las áreas más importantes de investigación en medicina es la clara relación que existe entre respirar aire contaminado con partículas pequeñas y sufrir infartos cardiacos e insuficiencia cardiaca (falla de la bomba del corazón). Diversos estudios han demostrado una relación directa entre respirar aire contaminado con partículas PM2.5 y la formación de placas de arteriosclerosis en las arterias. Un estudio, publicado por investigadores de la Escuela de Salud Pública de Johns Hopkins, demostró (con mucha sorpresa) que en aquellas ciudades con alta contaminación por partículas PM10 y PM2.5, las internaciones en hospitales por enfermedades del corazón eran más numerosos que las internaciones por enfermedades respiratorias.

Se calcula que solo en Estados Unidos la contaminación ambiental por partículas PM10 y PM2.5 causa alrededor de 52.000 muertes por año, mientras que en Europa, ese número sería aproximadamente de 200.000.

Otros problemas de salud relacionados a la contaminación por partículas PM son: la disminución de la función pulmonar, el asma, la bronquitis crónica, la irregularidad en los latidos cardiacos (arritmias), los ataques cardiacos no fatales y la muerte prematura en gente con enfermedades cardiacas y pulmonares.

Sé que te estarás preguntando: ¿y entonces qué es lo se puede hacer?, ¿por qué no se hace lo suficiente para limpiar el aire?, ¿por qué hay tanto carro viejo contaminando el aire?, ¿hasta cuándo viviremos en el subdesarrollo?¿de dónde vienen esas PM10 y PM2.5? Pues va a ser muy difícil limpiar el aire que respiramos porque esas PM10 y PM2.5 vienen de fábricas y automóviles que emplean derivados del petróleo como única fuente de energía, por lo que la única solución sería desarrollar fuentes alternativas de combustible diferentes del petróleo o del etanol. El gas natural también produce PM, pero en mucha menor cantidad, por lo que podría ser una excelente alternativa hasta que se desarrollen otras fuentes de energía.

El problema es que al ritmo de desarrollo que hay en muchos países del mundo, la cantidad de automóviles se multiplica sin cesar. Todos esos automóviles queman millones de galones de gasolina cada día, los cuales producen enormes cantidades de PM10 y PM2.5 en el medio ambiente.

Es importante también saber que toda disposición que solo "limpie" el aire de las partículas groseras (humo visible de los carros y fábricas), pero que no controle las PM10 y PM2.5, no está resolviendo ningún problema en la salud de la población. Esa acción es el equivalente a colocar una pequeña venda para curar una enorme herida.

Es por eso que todos los que están preocupados por la calidad del aire que se respira, deben exigir el control tanto de las partículas groseras (a través del control de automóviles y el control de las emisiones de las fábricas), como la menor producción de partículas PM10 y PM2.5 a través del desarrollo de fuentes alternativas de energía.

El síndrome del edificio enfermo

El aire que respiramos no solo tiene que ser sano en los exteriores, sino también en nuestras casas y en el interior de nuestros centros de trabajo. El problema es que, principalmente en Estados Unidos, el aire que respiramos en la casa y en casi todos los grandes edificios en donde trabajamos es completamente artificial.

Eso ocurre porque debido a las grandes fluctuaciones de temperatura en el medio ambiente, resultaría muy costoso mantener una temperatura constante en el interior haciendo funcionar intermitentemente las máquinas de calefacción o aire acondicionado. Es por eso que se ha ideado un método muy eficiente para mantener una temperatura constante en el interior de los edificios y las casas: sellarlas y aislarlas completamente del medio ambiente para evitar la influencia de la temperatura externa.

Ese aislamiento se hace con materiales que se colocan entre las paredes y los techos y recubren todas las tuberías interiores. El sellado se hace con ventanas y puertas especiales, que se mantienen cerradas todo el tiempo. En esos edificios, no se pueden abrir las ventanas para respirar aire fresco.

El problema con ese método es que el aire que respiramos dentro de la casa o del edificio, es un aire recirculado, artificial, que pasa innumerables veces por los ductos internos y que regresa a la bomba de circulación. Y si a eso le agregamos los elementos químicos provenientes de los múltiples materiales plásticos y pegamentos que se usaron en la fabricación de los edificios, el aire que se respira en esos edificios, sobre todo los edificios nuevos, puede ser nocivo para la salud. A eso se lo conoce como el síndrome del edificio enfermo.

Se calcula que el 30% de todos los edificios en Estados Unidos "están enfermos" y que muchas personas que viven o trabajan en ellos se enferman, sin que los médicos puedan encontrar una causa especifica. Los síntomas más frecuentes son dolor de cabeza, irritación de los ojos, la nariz y la garganta, tos seca, sequedad y picazón de la piel, fatiga y cansancio constante y una mayor sensibilidad a los olores.

La solución está en mantener adecuadamente los sistemas HVAC (calefacción, ventilación y aire acondicionado, por sus siglas en inglés), limpiar y sustituir los filtros, reemplazar alfombras húmedas y manchadas, restringir fumar en la cercanía de los edificios y ventilar las áreas en donde se usan adhesivos, pinturas o solventes.

EL AGUA

Los peces contaminados

Una de las tragedias más impactantes de la humanidad en el último siglo, es el de la contaminación del agua del mar, y ninguna historia es mas ilustrativa e impactante que la historia de la enfermedad de Minamata en el Japón.

La ciudad de Minamata pertenece a la prefectura de Kumamoto y está localizada en la isla de Kyushu, la más austral de las cuatro grandes islas del Japón. En esa ciudad se fundó la Corporación Química Chisso en 1908, que produjo fertilizantes hasta 1932, fecha en que empezó a producir una sustancia llamada acetaldehído, materia prima de muchos productos, entre ellos, los plásticos.

A partir de 1956, se empezó a notar que las gaviotas morían en las playas, los peces flotaban muertos en al agua, los gatos presentaban extraños síntomas y morían con un tipo de "locura". Progresivamente se empezaron a presentar casos de una rara enfermedad en niños y adultos de la ciudad. La enfermedad estaba caracterizada por dificultad para caminar y hablar, dificultad para mover los dedos (la gente no podía abotonar sus prendas), falta de sensibilidad en manos y pies, todo acompañado de severos ataques de convulsiones.

El asunto es que la Compañía Chisso era la industria más poderosa de Minamata. Los impuestos que pagaba la compañía constituían más de la mitad de las ganancias del municipio y empleaban a uno de cada cuatro habitantes de la ciudad.

Las investigaciones de los raros casos de enfermedad condujeron inmediatamente a comprobar que el agua de deshecho que eliminaban al mar las fábricas de Chisso era muy rica en una venenosa sustancia llamada metilmercurio, un producto derivado de la fabricación del acetaldehído. Obviamente, la Corporación Chisso trató de negar su culpabilidad en el asunto, entorpeció las investigaciones y no fue sino hasta 1959 que el Ministerio de Salud del Japón reconoció que el metilmercurio de la corporación Chisso era la causante de esa severa contaminación ambiental. En total, se documentaron 2.265 víctimas de envenenamiento por metilmercurio de los cuales 1.784 murieron.

Ese evento nos ilustra el problema de la contaminación industrial de las aguas del mar, las que no solo se contaminan por el vertido directo de sustancias químicas de deshecho en los ríos y el océano, sino también porque los gases que salen de las chimeneas de las fábricas llegan a las nubes, las que luego caen al mar en forma de lluvias.

El modo en que se contaminan los peces y el saber cuáles son los peces más contaminados, se puede resumir en la expresión "el pez grande se come al pez chico". Lo que sucede es que las sustancias venenosas del agua se concentran en el plancton marino, el cual está formado por organismos microscópicos que constituyen el principal alimento de los peces. Estos pequeños peces son luego consumidos por peces cada vez más grandes, los que a su vez son consumidos por otros mayores que ellos. Al final de esta cadena de consumo están los grandes peces marinos como el blanquillo, el tiburón, el atún, el dorado o perico (mahi mahi), el pez espada, la caballa, el mero y otros. Estos son peces que no solo han comido muchos peces pequeños, sino que han tenido una larga vida, tiempo durante el cual han tenido tiempo de concentrar mercurio y otros venenos en sus carnes.

Es tan serio este problema que la Administración de Medicamentos y Alimentos de Estados Unidos (FDA, por sus siglas en inglés), recomienda que las mujeres se abstengan de comer ese tipo de pescado durante el embarazo. El metilmercurio es muy tóxico para el cerebro del feto en desarrollo.

De acuerdo a la FDA, los adultos no deberían preocuparse mucho por el consumo de esos peces contaminados, pero los niños, las mujeres en edad reproductiva y las mujeres embarazadas no deben consumir tiburón, pez espada, caballa o blanquillo. Este grupo de personas debe consumir peces y mariscos con mínima contaminación como los camarones, el atún enlatado, el salmón, el abadejo y el bagre. Dependiendo de dónde provenga, el atún blanco, pescado muy común en los enlatados, puede contener metilmercurio, por lo que se recomienda no consumir más de una lata a la semana.

EL AZÚCAR

En la antigüedad, los dulces eran escasos en la mesa de la gente. Los dulces estaban limitados a las frutas maduras, a la miel de abejas y a las pequeñísimas cantidades de miel que algunas plantas podían brindar.

Los centros productores de azúcar estaban circunscritos a la India y a los países de Medio Oriente. Fue recién cuando los árabes empezaron la expansión de su dominio en el siglo VII, que la caña de azúcar y el azúcar empezaron a conocerse en Europa. La producción de azúcar era muy limitada y su posesión era un verdadero lujo. Se sabe, por ejemplo, que en el año 1319 el precio de una libra de azúcar era de 2 chelines, un precio que equivaldría a 50 dólares por libra. Esa cantidad era lo que un obrero ganaba por mes.

La gran revolución del azúcar empieza cuando Cristóbal Colón trae la planta de la caña de azúcar a América en su segundo viaje. Las plantaciones de azúcar empezaron a florecer en el nuevo mundo. Ante la demanda de mano de obra se desarrolla el esclavismo y, muy pronto, la producción de azúcar alcanza volúmenes masivos.

El enorme desarrollo industrial del siglo pasado, especialmente después de la Segunda Guerra Mundial, hizo que la sucrosa o sacarosa, proveniente del azúcar de caña se convirtiera en un producto barato y de consumo masivo. Se calcula que el consumo de azúcar en Estados Unidos se ha triplicado en los últimos cincuenta años, alcanzando 22 cucharaditas de azúcar por día o lo que es lo mismo, 75 libras por persona en el año 2010. Una sola lata de soda o bebida gaseosa tiene alrededor de 11 cucharaditas de azúcar. Se considera que una persona no debería consumir mas de 8 a 9 cucharaditas de azúcar por día.

Química elemental del azúcar

El azúcar blanca o rubia que consumimos diariamente con el café es llamada sacarosa o sucrosa. Esta sacarosa es, químicamente hablando, una combinación de dos azúcares simples en una proporción de 50%-50%: glucosa y fructosa.

La fructosa es el azúcar que se encuentra normalmente en las frutas.

La glucosa es el azúcar que sirve como el principal combustible para generar energía en los tejidos del cuerpo y, a diferencia de la fructosa, la glucosa no se encuentra en la naturaleza en forma pura; pero cuando consumimos los llamados carbohidratos complejos: pastas, habichuelas, trigo, maíz, etc., estos se convierten en glucosa en el intestino.

La glucosa se metaboliza en todas las células del cuerpo, siendo la fuente más importante de energía del organismo. La fructosa, por su parte, se procesa o metaboliza en el hígado del mismo modo que se metaboliza el alcohol, por lo que un exceso de este tipo de azúcar puede provocar el mismo tipo de toxicidad que provoca el alcohol.

El jarabe de maíz rico en fructosa

El problema con el excesivo consumo de azúcar en la sociedad empieza con la producción de enormes cantidades de jarabe de maíz rico en fructosa (*high fructose corn syrup*). Este producto se extrae del maíz y, gracias a los enormes subsidios del gobierno norteamericano, es muy barato y ha reemplazado a la sacarosa para endulzar a los alimentos producidos industrialmente. Ese jarabe es un concentrado de azúcar que tiene 55% de fructosa y 45% de glucosa.

El jarabe de maíz, que empezó a reemplazar a la sacarosa a fines de los años setenta, se encuentra en casi todos los productos alimenticios procesados y ultra procesados, por lo que en la actualidad, se considera que el excesivo consumo de azúcar se ha convertido en un problema de salud pública. Y esto no solamente porque el exceso de calorías produce obesidad, sino también porque la fructosa puede producir presión arterial alta, hacer que el cuerpo se vuelva resistente a la insulina, alteración que causa diabetes de tipo 2, y se especula que puede producir cáncer, especialmente de mama y de intestino grueso. La fructosa eleva los niveles de triglicéridos, un tipo de grasa en la sangre, alteración que produce enfermedades del corazón. La fructosa produce también el llamado hígado graso, alteración que se produce porque el hígado transforma la fructosa en grasa y la almacena en sus tejidos. Todas esas alteraciones se engloban en medicina bajo el nombre de síndrome metabólico.

Si hemos dicho que la fructosa se encuentra de manera natural en las frutas, la pregunta de rigor es ¿por qué es la fructosa tóxica cuando se encuentra en el jarabe de maíz y no lo es cuando está en la fruta?

La respuesta tiene que ver con la mayor cantidad y concentración de fructosa pura en el jarabe, lo que hace que se absorba muy rápidamente y llegue en altas cantidades al hígado. Debido a que el hígado procesa la fructosa del mismo modo que procesa el alcohol, la fructosa puede causar el hígado graso. Por otro lado, la fructosa de la fruta, por su menor concentración y por estar mezclada con fibras y otros nutrientes, se absorbe muy lentamente, llega lentamente al hígado y permite ser procesada de una manera más pareja.

Se calcula que a un ritmo de consumo de jarabe de maíz de una onza y media por día, un consumo que puede hacerse fácilmente con muchos productos de consumo diario, se consumirían 4 galones de jarabe por año y 313 galones en el curso de la vida.

Por otro lado, se calcula que un consumo de 11 cucharaditas de azúcar (cantidad que se encuentra en una lata de soda o bebida gaseosa por ejemplo) hace que se consuman siete tazas y media de azúcar al mes, 45,5 libras al año y 3.550 libras en el transcurso de la vida.

Compara esas enormes cantidades de consumo de azúcar con las poquísimas cantidades que se usaban en la antigüedad. Esto nos hace entender que el consumo exagerado de azúcar es un problema de salud de la vida moderna, problema de salud causado por la industrialización de los alimentos en respuesta a hacerle la vida más fácil a la gente.

Lo ideal sería volver a la alimentación natural, aquella que nos daban nuestros padres y consumían nuestros abuelos, con alimentos preparados y no procesados y bebidas naturales y no envasadas. Las comodidades de la vida moderna no solo le están haciendo la vida mas fácil a la gente, sino que parece que también la están ayudando a enfermarse y morir mas rápidamente.

ALIMENTOS TRANSGÉNICOS

Este es uno de los asuntos de mayor discusión en la salud humana de los últimos años. ¿Son saludables los alimentos transgénicos? Para entender lo que es transgénico, primero hay que entender qué es el **GENOMA**.

Los seres vivos, plantas o animales, estamos compuestos por *sistemas* (digestivo, respiratorio, circulatorio, etc.), *órganos* (hígado, corazón, cerebro, etc.), *tejidos* (hepático, sanguíneo, cerebral, etc.) y *células* (glóbulos blancos, neuronas, células de la piel, etc.).

El concepto es que cada célula tiene en su núcleo un conjunto de corpúsculos llamados *cromosomas*, los cuales contienen toda la información genética del ser vivo. Los seres humanos tenemos 46 cromosomas, los chimpancés tienen 48, la papa tiene 12 y así por el estilo, cada organismo vivo tiene su propio número de cromosomas.

Cada cromosoma está compuesto a su vez por un conjunto de corpúsculos más pequeños llamados **GENES**, los cuales son las verdaderas unidades informativas. Es decir, los genes son los que determinan el color de los ojos, la predisposición al cáncer o la diabetes, la susceptibilidad de la papa a cierto gusano, etc.

El proyecto del genoma humano, recientemente concluido, ha revelado que el ser humano tiene entre 20.000 y 25.000 genes en sus 46 cromosomas. Cada especie tiene un número diferente de genes. El **GENOMA** se define entonces como el conjunto de toda la información genética que se encuentra almacenada en los genes de los cromosomas de un ser vivo. El genoma humano es lo que nos hace humanos; el genoma de un chimpancé es lo que lo hace chimpancé; el genoma de una bacteria como el *Bacilo de Koch* es lo que la distingue de otras bacterias como la *Salmonella typhi* que causa la tifoidea; el genoma de la papa es lo que la distingue de un tomate o una calabaza, etc.

El genoma es único para cada especie y la naturaleza ha hecho que se desarrollen barreras naturales para que los genomas de diversas especies no se mezclen entre sí. Pero desde hace unos cuarenta años, la ciencia, a través de sus ingenieros genéticos, ha desarrollado métodos para aislar un gen de una especie e insertarlo en el genoma de otra especie completamente diferente para "aprovechar" alguna cualidad de interés determinada por el gen aislado.

Por ejemplo, al insertar genes de bacterias luminiscentes en el genoma de peces ornamentales, se han logrado peces que brillen en la noche…

Un proyecto que felizmente nunca llegó a la mesa del consumidor fue el que insertó el gen responsable de la resistencia al frío de un pez, en el genoma de la planta del tomate. El resultado fue una planta de tomate que podía resistir a las heladas y cuyos fabricantes aseguraban que podrían evitar las pérdidas económicas ocasionadas por el invierno en los campos de cultivo.

De este modo se han modificado los genomas de plantas comunes como el maíz, la soya, la papa, el arroz, etc., para cambiar algunas características genéticas de esas plantas y (en opinión de los que favorecen esta tecnología) poder lograr mejores y más abundantes cosechas, las que a su vez podrían aumentar la oferta al público y a la industria de productos de alta calidad.

Volviendo al asunto de la salud, a pesar del universal rechazo que existe por este tipo de productos, los efectos negativos que tienen las plantas transgénicas sobre la salud del ser humano no han podido ser documentados. Quizá el evento de más trascendencia mediática ocurrió en el año 2000 cuando un tipo de maíz llamado StarLink®, genéticamente modificado, fue (de acuerdo a la industria) inadvertidamente introducido en el mercado y detectado en tacos de maíz. Debido a que muchas personas reportaron casos de alergias después de consumir esos productos, los Centros para el Control y la Prevención de Enfermedades de Atlanta (CDC, por sus siglas en inglés), hicieron una exhaustiva investigación del problema. A pesar de que la investigación no pudo demostrar que los síntomas de las veintiocho personas intoxicadas fueron causados por el maíz transgénico, los CDC no descartaron que futuros estudios pudieran probar lo contrario. Por su ambigüedad, estas conclusiones solo alimentaron la desconfianza del público hacia los alimentos transgénicos.

Otro estudio que causó mucha preocupación en el publico ocurrió en 1998, cuando el científico Arpad Pusztai del Instituto de Investigación Rowett en Escocia, (despedido de su trabajo por esta acción) filtró a la prensa, antes de su publicación en una revista científica, los problemas ocasionados en ratas alimentadas con papas transgénicas.

Aparentemente esas ratas desarrollaron problemas intestinales y en su sistema de defensa. El caso nunca fue aclarado.

A pesar del temor del público, casi el 45% del maíz y el 85% de la soya que se consume en Estados Unidos es transgénica. Millones de personas están consumiendo estos productos sin aparente (repito: aparente) impacto negativo sobre su salud.

Se sabe que más del 95% de las cosechas de transgénicos se produce en cinco países: Estados Unidos, Canadá, Argentina, Brasil y China. Estados Unidos tiene casi el 70% de la producción mundial.

Podemos concluir entonces que, a pesar de que los efectos negativos de las plantas transgénicas sobre la salud del ser humano no han sido claramente demostrados, la preocupación y la desconfianza del público es latente y evidente, sobre todo por la falta de transparencia en el etiquetado de productos alimenticios que contienen productos obtenidos transgénicamente.

10

La medicina personalizada: medicina del futuro

El partido de fútbol que se viene...

Uno de los signos de más sofisticación (y poder adquisitivo) es el tener la posibilidad de usar ropa y zapatos a medida. Y ni qué decir de la comodidad que se siente al poder usar una prenda que, habiendo sido confeccionada tomando en cuenta las pequeñas y grandes particularidades de nuestro cuerpo, nos queda como decían nuestros abuelos "como anillo al dedo".

Y para seguir con esa analogía, quien tenga los recursos para usar ropa a medida durante toda su vida, pues irá acomodando simplemente su ropa a los progresivos cambios que le depare la vida en la forma y volumen de su cuerpo.

Pues algo parecido es lo que se ha venido a denominar *medicina personalizada*, un término futurístico que, aunque todavía muy lejos de implementarse a gran escala, ya está entre nosotros.

El fundamento de la llamada medicina personalizada consiste en poder predecir, de alguna manera, las características biológicas personales de un individuo, características que lo hacen diferente de cualquier otro ser humano, y que pueden usarse para diseñar un tratamiento o alguna intervención que solo funcione en la persona. Del mismo modo en que el zapato hecho a medida solo "calza perfectamente" al dueño del zapato, una cierta predicción acerca de la futura salud o algún tratamiento médico, solo "calzará" perfectamente en la persona que tiene ciertas particularidades o características que la hacen diferente de cualquier otra persona.

Para entender a cabalidad este asunto de la medicina personalizada debemos entender lo que es el genoma y cómo las claves genéticas se expresan en el organismo.

Como hemos visto con anterioridad, los seres vivos, plantas o animales, estamos compuestos por sistemas, órganos, tejidos y células. Cada unidad viviente o célula, tiene en su núcleo un conjunto de cromosomas, los cuales contienen toda la información genética. De los 46 cromosomas que tenemos los seres humanos, 23 vinieron del padre y 23 de la madre.

Cada cromosoma está compuesto por genes, las verdaderas unidades informativas que, como ya hemos dicho, determinan el color de los ojos, la predisposición a la diabetes, la presión alta, la respuesta a una medicina, el tipo especial de cáncer que desarrolla una persona, etc.

El proyecto del genoma humano, recientemente concluido, ha revelado que el ser humano tiene entre 20.000 y 25.000 genes en sus 46 cromosomas, es decir en esos miles de genes radican todas las características que hacen a una persona diferente de otra. El genoma se define entonces como el conjunto de toda la información genética que se encuentra almacenada en los genes de los cromosomas de un ser vivo y su detallado conocimiento permitirá que se puedan conocer los secretos biológicos de una persona.

Imaginemos por un momento que se pueda descubrir que una persona que tiene un cierto gen (llamémoslo gen PA), tiene 100% de posibilidades de desarrollar presión alta. Imaginemos también que, conocidas las características bioquímicas de ese gen, se pueda desarrollar un medicamento específico para poder "apagar" ese gen y que nunca se desarrolle la enfermedad. ¿No sería maravilloso poder prevenir la presión alta y con ello evitar las graves complicaciones que produce esa enfermedad? Y ni qué decir de la posibilidad de librar a esa persona de usar un medicamento durante muchos años de su vida.

Si bien es cierto que el genoma humano fue descifrado en el año 2000, el problema es que todavía no se sabe cómo interpretar la enorme cantidad de datos que se han obtenido de su estudio. Es como si una civilización que nunca conoció el mar llegara un día a descubrirlo; solo con ver el agua, probar que es salada y que tiene peces y algas no se podría decir que esa civilización "conoce" el mar. No sabría de sus profundidades, de las múltiples especies de peces y animales marinos, de las plantas, los minerales, las corrientes submarinas, etc., que lo componen.

Del mismo modo, ahora que se ha descifrado el genoma, se tienen millones de piezas de información sobre los llamados "arreglos genéticos" que lo componen, pero aún estamos muy lejos de poder interpretarlos adecuadamente; aún no tienen un sentido práctico.

Y, para complicar aún más las cosas, en los últimos años se ha descubierto que el aceptado dogma de que *una cierta característica del organismo* (por ejemplo la susceptibilidad de desarrollar cáncer de mama) está exclusivamente relacionada con la *actividad de uno o más genes*, no es del todo verdadero. No toda característica del cuerpo es resultado exclusivo de la actividad genética, y esto porque el medio ambiente tiene mucho que ver.

Esa relación entre *genética* (susceptibilidad personal heredada) y *medio ambiente* (factores socioeconómicos, alimentación, comportamientos de riesgo como fumar o abusar del alcohol) en el desarrollo de las *enfermedades* (desarrollo de un cáncer, por ejemplo), es más compleja de lo que parece y ha dado origen a una nueva especialidad de la genética: la *epigenética*.

Se conoce como epigenética a la influencia que tiene el medio ambiente sobre la actividad química de los genes, influencia que determina que los genes se aparten de su función normal, desvío que puede alterar el curso de una enfermedad. La ciencia de la epigenética está validando y elevando la influencia que tienen el medio ambiente y el comportamiento humano en el desarrollo de las enfermedades.

¿Cuántas enfermedades son producto del medio ambiente y del comportamiento humano no saludable? Los factores ambientales como los microbios, los elementos químicos, el estrés, la pobreza, la actividad física, el humo del cigarrillo, el exceso de azúcar y muchos otros elementos están en todo momento influenciando la actividad química de nuestro genoma. Es por eso que muchos expertos se preguntan si todo este asunto de la medicina personalizada representa una simplificación de la compleja interacción entre la genética, el medio ambiente y el comportamiento humano. Muchas voces dudan de que alguna vez se consigan los soñados objetivos que se esbozaron cuando se descifró el genoma humano en el año 2000. En esa época se hablaba de la Medicina 4P del futuro, la cual estaba basada en cuatro importantes características. Dicha medicina sería:

- **Predictiva:** conocido el genoma y sus determinantes sobre la salud, iba a ser posible predecir el tipo de enfermedades que iba a sufrir un individuo.
- **Preventiva:** conocidos ciertos factores genéticos que predisponían a una o más enfermedades, iba a ser posible modificarlos para prevenir el desarrollo de la mismas.
- **Personalizada:** conocidas las características genéticas particulares de una persona, cualquier tipo de intervención médica iba a ser específica para esa persona.
- **Participatoria:** conocidas las características genéticas que predisponen o protegen de las enfermedades, el individuo iba a poder participar en el cuidado de su propia salud.

No hay duda de que todavía estamos muy lejos de esa realidad. Muchos expertos creen que la ciencia está recién empezando a entender las características del genoma y su interacción con el medio ambiente, y que recién en los próximos años se podrán aplicar esos conocimientos y cumplir los preceptos de la Medicina 4P. Se calcula que quizás para el año 2020 tendremos algunas aplicaciones prácticas del conocimiento del genoma humano. Mientras tanto, desarrollemos dos aspectos prácticos en los que este asunto del genoma humano tendría mucha importancia: uno que es casi una realidad y otro que lamentablemente aún no tiene solución.

Cáncer de mama: no uno, sino cuatro tipos de cáncer

Es increíble pero en pleno siglo XXI, el diagnóstico del cáncer de mama lo hacemos todavía con un instrumento inventado hace más de doscientos años: el microscopio. Obviamente que ese aparato ha mejorado mucho en los últimos años pero, en esencia, sigue siendo el mismo instrumento: un conjunto de lentes que permiten observar las características de un fino corte de tejido. Estudiando las características visuales de un fino corte de tejido mamario, y ayudado por el uso de diversas técnicas de tinción y reacciones químicas, el patólogo puede decir si lo que está viendo es o no cáncer de mama.

Debemos admitir que, en los últimos años, se ha tratado de superar la limitación del microscopio y se han identificado una serie de características moleculares en las células cancerosas que permiten diferenciar los tumores de mama entre sí. Se habla de los receptores hormonales de estrógenos y progesterona y de muchos otros tipos de características moleculares que hacen que el patólogo pueda decirle al médico clínico qué características tiene el tumor de la mama de su paciente.

Pero la limitación continúa porque, al fin y al cabo, todo el proceso de diagnóstico del tumor mamario es visual y bioquímico y no dice nada del sello genético particular del tumor de un paciente. Recordemos que los tumores, al igual que las células normales, tienen su propio sello genético y, al no poder reconocerlos, la ciencia está poniendo en un mismo saco a diversos tipos de tumores de mama, algunos muy agresivos y que necesitan tratamientos muy intensos, y otros más indolentes, que muchas veces necesitan tratamientos más simples.

¿No sería maravilloso poder analizar el genoma de un cáncer de mama y poder decirle a la mujer que su cáncer no necesita un tratamiento intenso? ¿O al revés, poder decirle que su tumor es muy agresivo y que por tanto necesita un tratamiento muy especial? Pues ese deseo se está haciendo realidad.

Un reciente estudio publicado por investigadores de la Red del Atlas del Genoma del Cáncer en la revista *Nature* en septiembre de 2012, ha encontrado que el cáncer de mama tiene cuatro variedades genéticas diferentes. El estudio analizó el genoma de los tumores de 825 mujeres, y encontró que de acuerdo a sus diferencias genéticas, los tumores son de cuatro clases: Luminal A, Luminal B, HER2E y Basal o triple negativo. Lo interesante es que cada variedad responde diferente a un tipo de tratamiento y tiene un pronóstico diferente. La variedad que mejor responde y da mejor sobrevida es la Luminal A, la cual es felizmente la más común. La variedad más agresiva, que ataca a mujeres más jóvenes y responde pobremente al tratamiento es la variedad basal o triple negativa.

Se espera que en los próximos años se refinen estos estudios y se desarrollen pruebas comerciales simples que puedan ser usadas en todos los laboratorios del mundo. Eso permitiría que el tratamiento del cáncer de mama en el futuro sea un tratamiento personalizado, de acuerdo a las características genéticas de cada mujer, y no como ahora que todos los tipos de cáncer son tratados casi de la misma manera.

Obviamente, se espera que esta misma tecnología pueda ser usada para la clasificación genética de otros tipos de cáncer, tumores que ahora se tratan de la misma manera simplemente porque una anticuada técnica visual nos dice que el tejido que se está viendo es un cáncer.

Ahora veamos cómo la ausencia, en pleno año 2012, de esa medicina genética personalizada le está dando tantos dolores de cabeza a los hombres con cáncer de próstata y a sus médicos.

Cáncer de próstata: buenos y malos en el mismo saco

El cáncer de próstata es de dos grandes tipos: el cáncer indolente, que "vive con el hombre", que no causa mayores complicaciones y que no necesita tratamiento, y el cáncer agresivo que mata rápidamente al hombre por lo que sí es necesario tratarlo agresivamente. El antiguo método visual del microscopio no permite distinguir a uno del otro y, por lo tanto, el tratamiento del cáncer de próstata es igual para todos.

El problema es que el tratamiento del cáncer de próstata causa efectos secundarios que alteran profundamente la calidad de vida del hombre. La disfunción eréctil y la incontinencia urinaria son complicaciones muy frecuentes que los hombres tratados dicen "aceptar" a cambio de salvar su vida. El problema es que, debido a que la gran mayoría de casos de cáncer de próstata son lentos e indolentes, muchos hombres están siendo innecesariamente tratados y por tanto ven su calidad de vida mermada sin necesidad.

Y, como si eso fuera poco, los estudios de sobrevida de cáncer de próstata no han podido demostrar que el hombre a quien se le encuentra temprano un cáncer y es tratado agresivamente, viva más tiempo que el hombre al que no se le encontró el cáncer en sus etapas tempranas. Es decir, la detección precoz del cáncer de próstata no solo no salva vidas, sino que deja a los hombres con una calidad de vida deteriorada.

Qué bueno sería que la ciencia desarrollara un método de análisis genético del cáncer de próstata, similar al descrito anteriormente para el cáncer de mama, que le permitiera al doctor decirle a su paciente si su cáncer es indolente y solo necesita observación sin tratamiento o si es del tipo agresivo que necesita una cirugía, radioterapia u hormonoterapia inmediatas. Al no tener ese análisis genético del cáncer de próstata, los justos pagan por pecadores.

Epílogo

La vida del ser humano es finita y su duración y calidad están determinadas por factores genéticos y ambientales que interactúan cada día de nuestras vidas. Aquella persona que tenga la genética propicia para vivir largo tiempo, y que además tenga comportamientos saludables, tendrá más probabilidades de llegar a vieja que otra persona cuyos antepasados tuvieron una vida más corta o que no sabe cómo cuidar de su salud.

Pero el asunto no solo está en llegar a una edad avanzada, sino llegar a ella disfrutando de una calidad de vida que nos permita gozar de nuestras facultades mentales e intelectuales, de nuestra familia y de los múltiples beneficios que nos brinda la sociedad.

No existe consenso con respecto a la edad en la que se considera que una persona es "vieja". Muchos expertos coinciden en que los sesenta de ahora son equivalentes a los cuarenta de antes o que incluso los ochenta de ahora son comparables a los sesenta de antaño.

Compartimos la sabiduría popular que afirma que la vejez no es solamente la consecuencia del número de años calendarios que se han vivido, sino de la actitud con que se percibe la vida. En ese sentido, la expresión del novelista español Mateo Alemán, de que "la juventud no es un tiempo de la vida, sino un estado del espíritu", no podría ser más acertada.

Es por eso que considero que en nuestro deseo de llegar a viejo lo más joven posible, es importante entender que las tres esferas que componen nuestra existencia deben ser consideradas de igual importancia. La salud física, la salud mental y la salud espiritual deben ser consideradas de igual peso y valor en nuestra escala de prioridades.

LA VIDA COMO UN PARTIDO DE FÚTBOL

En mi afán por proporcionarte una imagen más vívida de cómo cuidar de tu salud y poder así llegar a viejo lo más joven posible, quiero retomar la novedosa manera de considerar el transcurso de la vida que mencioné al principio de este libro: hacer una analogía con la duración de un partido de fútbol.

Un partido de fútbol dura 90 minutos, tiempo que está dividido en dos tiempos de 45 minutos cada uno (el primero y segundo tiempo).

En esta analogía, nuestra existencia puede verse como un partido de fútbol entre la vida y la muerte y por tanto nuestro partido (nuestra duración de vida) debería durar, por lo menos, 90 minutos.

Sabiendo que en este partido la muerte siempre ganará (la última vez que revisé este asunto, la mortalidad del ser humano era todavía del 100%), el truco de llegar a viejo lo más joven posible es entonces que lleguemos a "jugar" los 90 minutos de nuestro partido de fútbol/vida y no permitir que, por un descuido en el cuidado de nuestra salud, la muerte nos meta un gol antes de que termine el partido (gol tempranero/muerte prematura). Lo ideal para llegar a viejo lo más joven posible es entonces que lleguemos a jugar los 90 minutos del partido de nuestra vida con vigor y calidad. Para lograr eso, es importante entender que a la salud hay que cuidarla todos los días de nuestra vida. Es fundamental también que, al igual que un buen entrenador de fútbol, sepamos darnos cuenta de los errores que estamos cometiendo en nuestro partido, para poder rectificarlos a tiempo, antes de que la muerte nos meta un gol.

Espero que este libro te haya brindado la estrategia necesaria para que juegues el partido de tu vida con calidad y no permitas que la muerte te meta un gol prematuro, ni tampoco que juegues enfermo, lesionado y sin calidad (discapacidad prematura).

Recuerda que en este juego de la vida, la muerte te ganará siempre, pero tu partido de fútbol/vida deberá ser jugado con calidad, alegría y con salud física, emocional y espiritual.

En la siguiente tabla, a la cual he bautizado Tabla VidaGol, puedes encontrar, tomando como punto de referencia tu edad actual, en qué minuto de juego del partido de fútbol de tu vida te encuentras. La tabla ha sido calculada usando los datos para la población hispana de Estados Unidos publicados en el Reporte Nacional de Estadísticas Vitales de Estados Unidos de 2012.

Por la forma en que los demógrafos calculan lo que se llama expectativa de vida, date cuenta que la expectativa de vida (años de vida que esperamos vivir) aumenta progresivamente de acuerdo a nuestra edad. Esto es porque cuanto más edad alcanzamos, más probabilidades matemáticas tenemos de seguir viviendo. En este modelo, el final del primer tiempo lo alcanza el hombre a los cuarenta y la mujer a los cuarenta y tres años de edad. Los 90 minutos de juego del partido de fútbol de la vida se alcanzan un poco más allá de los cien años.

La tabla tiene tres columnas: en la primera debes localizar tu edad actual, en la segunda (calculada para hombres y mujeres) podrás ver cuántos años de vida te quedan (este número se llama la expectativa de vida) y en la tercera (también calculada para hombres y mujeres) podrás ver en qué minuto de juego estás en el partido de tu vida.

Por ejemplo, si eres un hombre de cuarenta años, te quedan 40,7 años de vida y te encuentras en el minuto 45 del partido de tu vida, o sea, acabas de terminar el primer tiempo de tu partido.

La gran pregunta que quiero hacerte es: ¿estás preparado para jugar bien lo que te queda de vida/partido y así poder llegar a los cien años de vida, o sea a los 90 minutos del partido de fútbol de tu vida y de repente jugar tiempo suplementario?

Como le suelo decir en el consultorio a los pacientes con quienes he compartido esta tabla: si estás gordo, fumas cigarrillos, comes comida chatarra y abusas del alcohol a los 20 minutos del segundo tiempo… no pienses que vas a terminar el partido. La muerte te hará un gol tempranero y el partido de tu vida habrá terminado sin pena ni gloria.

Pero si gracias a este libro te das cuenta a tiempo de que tienes que corregir tu estrategia de juego para jugar los 90 minutos con calidad y plenitud, podrás llegar a viejo lo más joven posible y mi objetivo habrá sido cumplido.

Buena suerte, que juegues un buen partido y que llegues con vigor, calidad y mucha salud hasta los 90 minutos de juego y de repente al tiempo suplementario.

Tabla VidaGol® del Dr. Huerta para calcular el minuto de juego del partido de fútbol de tu vida

Tu edad actual	Años que te quedan de vida		Tiempo de juego de tu partido	
	Hombres	Mujeres	Hombres	Mujeres
0	78,8	83,8	0	0
1	78,2	83,2	1	1
5	74,3	79,3	6	5
10	69,4	74,3	11	10
15	64,4	69,4	17	16
20	59,6	64,4	22	21
25	54,9	59,5	28	26
30	50,1	54,6	34	32
35	45,4	49,7	39	37
40	40,7	44,9	45	43
45	36,0	40,1	50	47
50	31,5	35,4	55	53
55	27,2	30,8	60	58
60	23,1	26,4	65	63
65	19,2	22,1	70	67
70	15,5	18	74	71
75	12,1	14,2	78	76
80	9,1	10,8	81	80
85	6,6	7,8	86	82
90	4,6	5,4	85	85
95	3,3	3,7	87	87
100	2,4	2,6	88	88